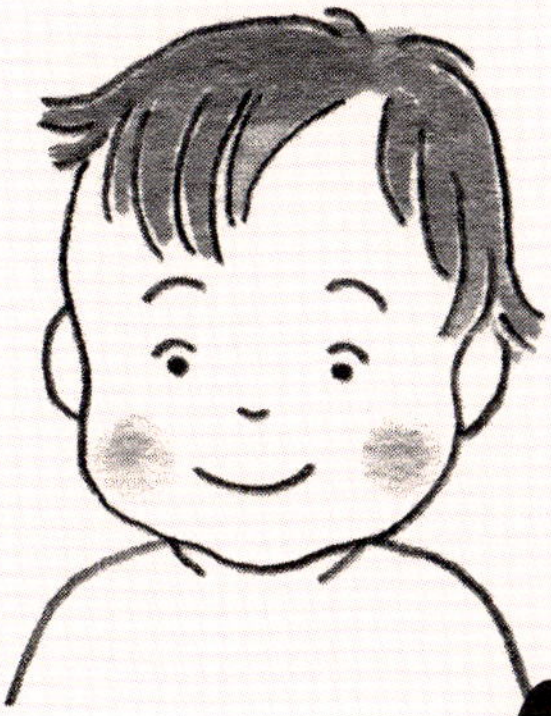

正しく知ろう

子どものアトピー性皮膚炎

赤澤 晃
東京都立小児総合医療センター
アレルギー科医長

朝日出版社

はじめに

お子さんがアトピー性皮膚炎《ひふえん》と診断《しんだん》されて、不安に思われるお父さん、お母さん方がたくさんいらっしゃいます。

「病院に行ったのによくならない」
「薬の使い方がわからない」
「情報がたくさんあって、どれを信じたらいいかわからない」
「アトピーは治らないと言われた」

わたしが勤務する東京都立小児総合医療センターでも、同じように深刻な悩みを抱えた方がたくさん訪れます。

でも、心配することはありません。

アトピー性皮膚炎は、だれでもできる標準的な治療にしっかりと取り組んでいただければ、すぐに眠れるようになりますし、症状《しょうじょう》なく暮らすことができる病気です。特別な治療法も必要ありません。

では、「標準的な治療」とはどんなものでしょう。

2001年に日本皮膚科学会が発表した「アトピー性皮膚炎治療のガイドライン」では、発表以降ずっと、次の三つの柱を基本の治療としています。

□バリア機能を修復する「スキンケア」
□炎症をおさえる「薬物療法《やくぶつりょうほう》」
□原因・悪化因子《あっかいんし》をとりのぞく「環境改善」

この本では、この三つの柱を中心に、治療に必要な知識と方法を、わかりやすく説明していきます。

前半の第一部では、じっくり読む時間がないお母さん方でも、すぐに理解いただけるように、イラストを中心に、簡単な言葉でポイントを説明しています。

後半の第二部では、アトピー性皮膚炎とはどんなものか、そして、スキンケアの仕方、ステロイド外用薬の正しい使い方、環境改善についてなど、必要な知識と対策を、わかりやすい言葉でしっかりと説明します。

本は、どの項目から読み始めてもかまいません。パラパラページをめくりながら、いち早く知りたいと思ったところから、読んでみてください。

くり返しますが、アトピー性皮膚炎は、ガイドラインにそってしっかりと治療をすれば、すぐに症状がよくなる病気です。

ですが、一方では、診察の際に医師から正しい治療法が指導されず悪化する患者さんが大勢いたり、ステロイドへの誤解《ごかい》や、それにつけこむような「アトピービジネス」と呼ばれる商売が氾濫《はんらん》していたり、という混乱も起こっています。

くわしくは本文のなかで説明をいたしますが、このような混乱を招《まね》いた原因は、アトピー性皮膚炎がどういうものか、そして、治療には、どんな薬を使って、どのくらいの量をどうやって、いつまでぬればいいのか、きちんと説明をしない医師に、主に責任があると思います。

アトピー性皮膚炎は、病気をよく理解して、根気よく治療を続けることが大切です。

まずは、この本でわたしといっしょに理解を深め、正しい対応を始めましょう。

もくじ

［第一部］

アトピー性皮膚炎《ひふえん》の基本を知りましょう

◎アトピーの理解◎

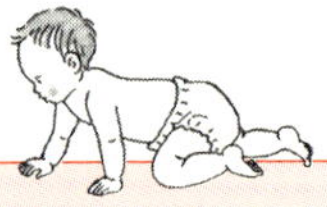

◎スキンケア◎

◎薬物療法とステロイド◎

◎環境改善&こんなとき◎

[第二部]

1章

アトピー性皮膚炎《ひふえん》を理解しましょう

2章
アトピー性皮膚炎《ひふえん》の治療

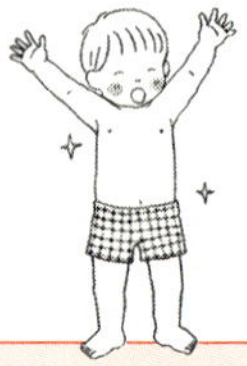

【第一部】

アトピー性皮膚炎《ひふえん》の基本を知りましょう

アトピー性皮膚炎《ひふえん》はどんな病気？

かゆみが強い、長く続く湿疹《しっしん》です。

かゆみの強い湿疹が、赤ちゃんは主に頭と顔、幼児・学童は体や手足の関節の内側に現れ、長く続きます。

←くわしくは、68ページへ

[アトピー性皮膚炎の特徴]

乳児の場合

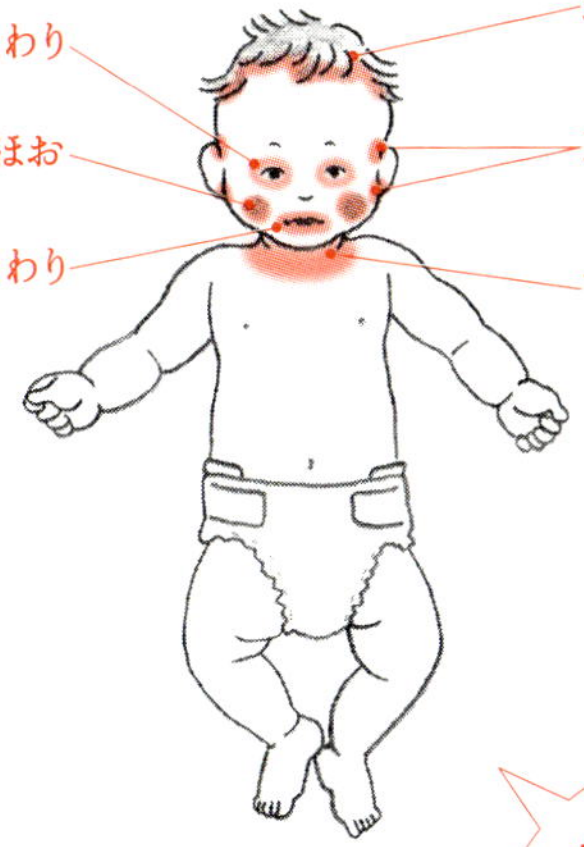

共通の特徴
・全体的にドライスキン
・左右対称に湿疹が出る

幼児・学童の場合

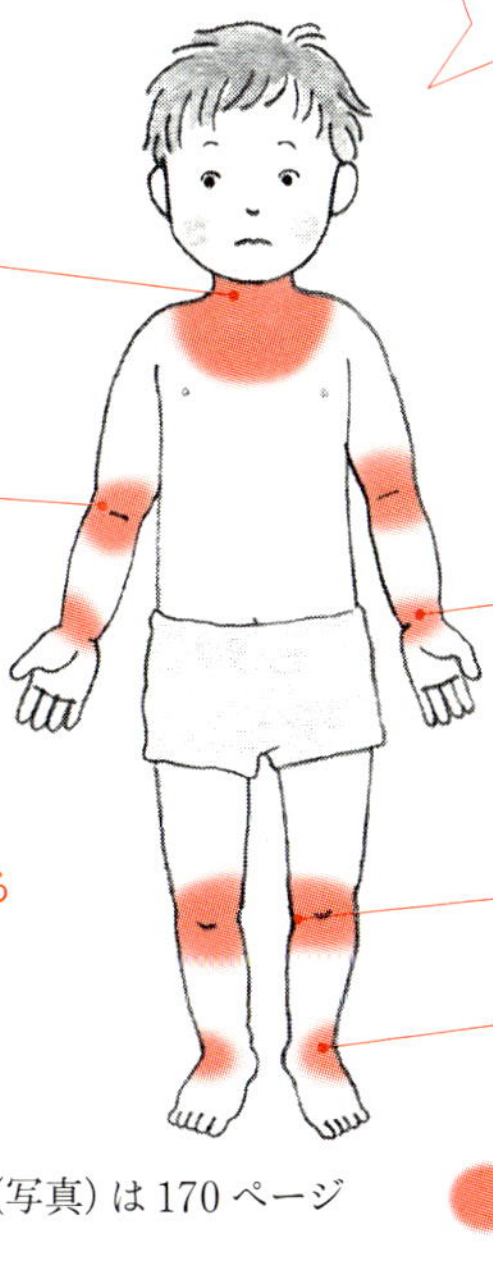

←
「アトピー性皮膚炎の主な症状《しょうじょう》」（写真）は170ページ

●＝湿疹が出やすい場所

どんな人がなるの？

誰でもなる可能性はあります。きっかけはドライスキンから。

若い世代では、20歳になるまでに、95％の人が何らかのアレルゲンに感作《かんさ》（発症の可能性がある状態）します。だから、きっかけがあれば誰でもアトピー性皮膚炎《ひふえん》になりえます。

←くわしくは、74ページへ

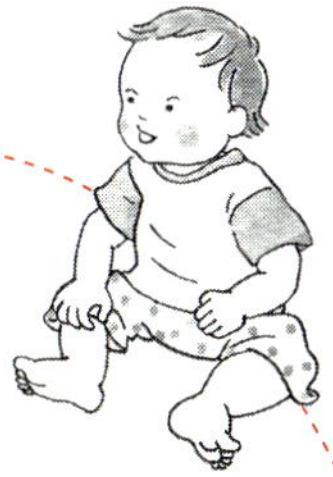

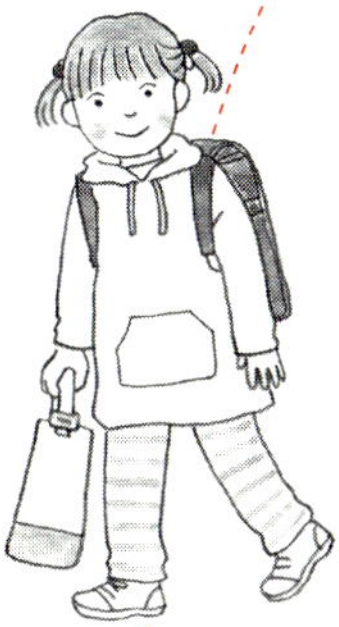

ふつうの皮膚《ひふ》の人でも、ひっかいたり、ゴシゴシこすったり、強い石けんで洗いすぎたり、洗いっぱなしにしたりすることで簡単に**ドライスキン**の状態になります。

ふだんから**ドライスキン**にならないように、**スキンケア**を行うことが大事です。

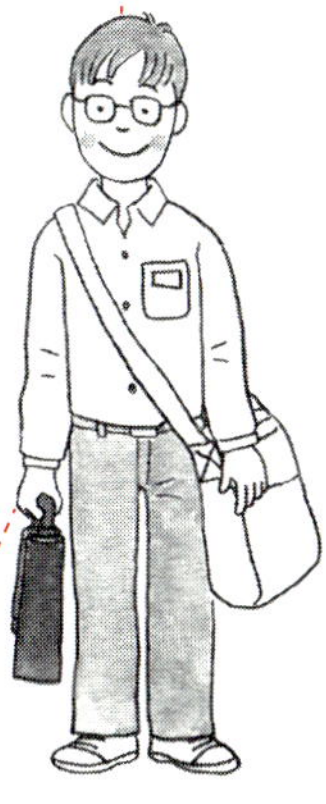

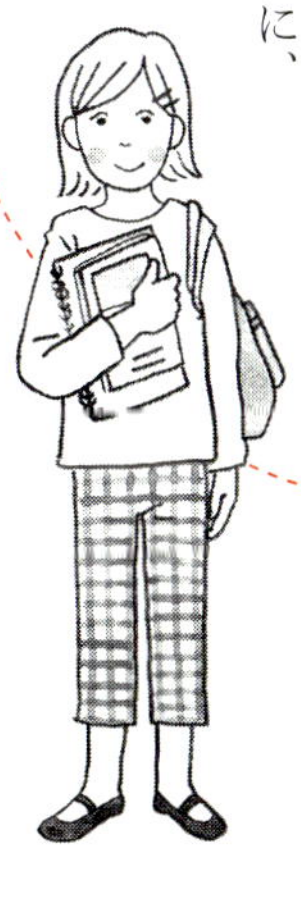

どうやって始まる病気なの？

□皮膚《ひふ》のバリア機能障害《きのうしょうがい》
□さまざまな刺激《しげき》
□アレルギー性の炎症反応《えんしょうはんのう》
――によって発症《はっしょう》します。

乾燥《かんそう》などによって、皮膚の表面が壊《こわ》れることを、「バリア機能障害」といいます。

← くわしくは、82ページへ

［発症の流れ］

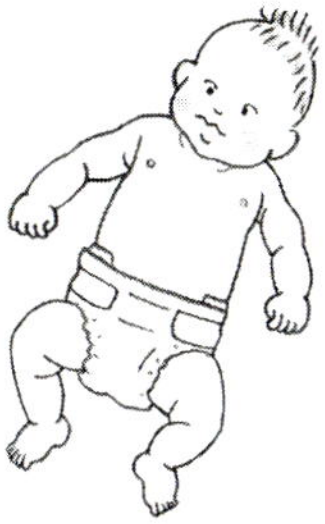

赤ちゃんの肌《はだ》は
乾燥しやすい
（皮脂《ひし》の分泌《ぶんぴつ》が少ない）

（皮膚の細胞を
上から見た図）

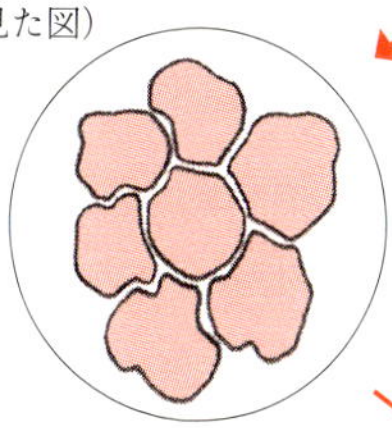

皮膚の細胞《さいぼう》の間に
すき間ができる
（ドライスキン）

おふろ上がりに
じゅうたんなどの上で
ゴロゴロすると……

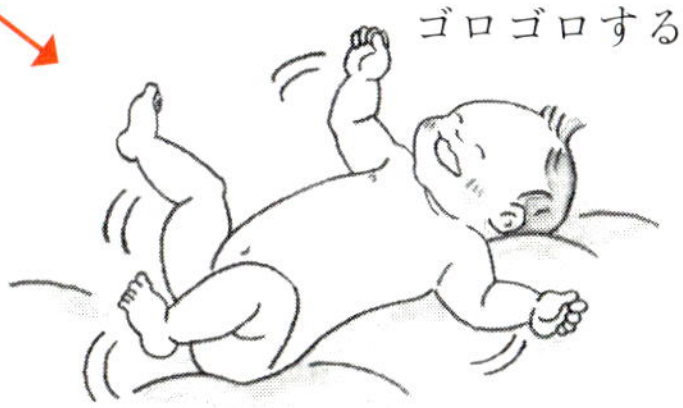

アレルゲンや刺激物

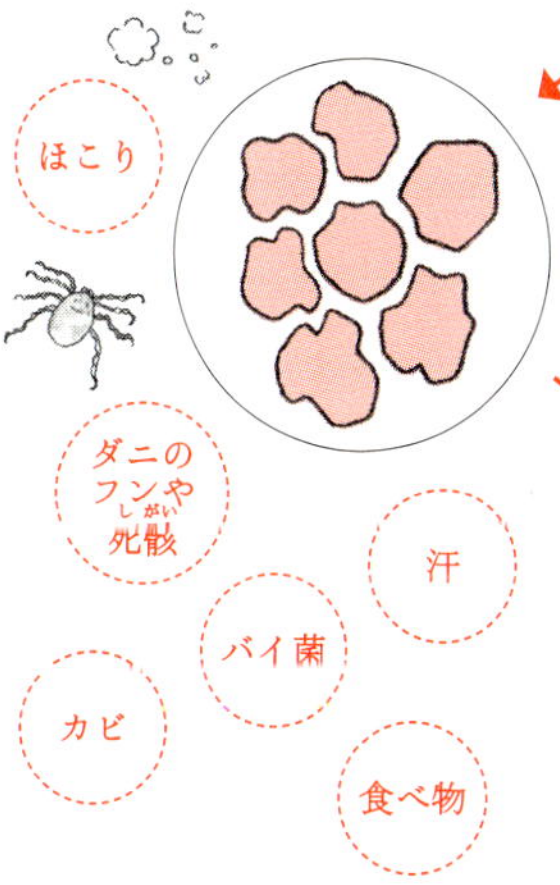

壊れた皮膚のすき間から
アレルゲンや**刺激物《しげきぶつ》**が侵入《しんにゅう》

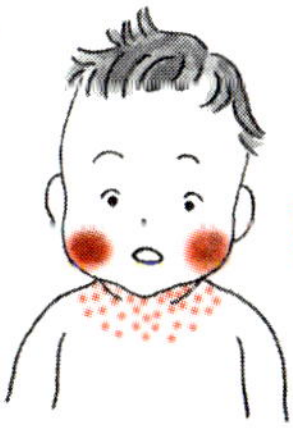

炎症《えんしょう》が起きる

アトピーは、
食物アレルギーが原因？

乳幼児では、食物アレルギーが
アトピー性皮膚炎《ひふえん》を
悪化させることがあります。

「アトピー性皮膚炎《ひふえん》」と「食物アレルギー」という
別の病気があり、両方を発症《はっしょう》していることがあります。
誤《あやま》った食事制限をすると、成長の妨《さまた》げにも。

← くわしくは、93、97ページへ

[赤ちゃんの食物アレルギー]

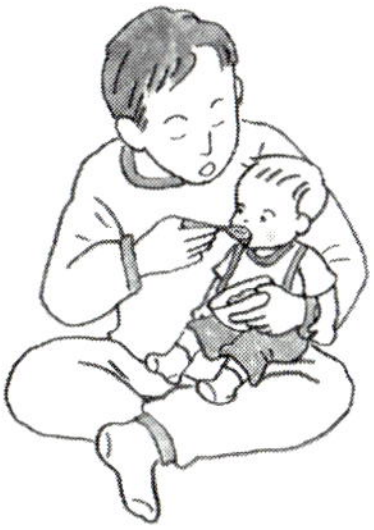

赤ちゃんは
消化、免疫《めんえき》の力が未成熟

食物アレルギーの主な原因

牛乳　卵　小麦

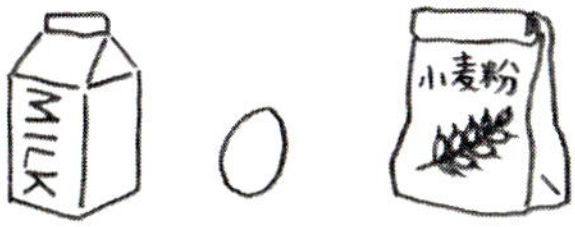

などを食べる

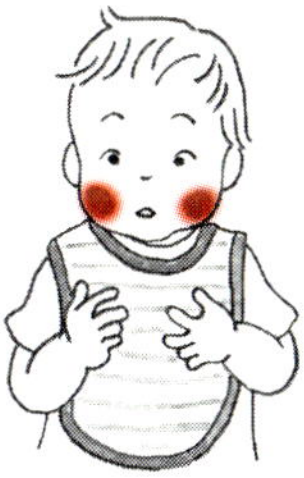

アトピー性皮膚炎の
悪化の原因になることも

[食物アレルギーの症状《しょうじょう》はさまざま]

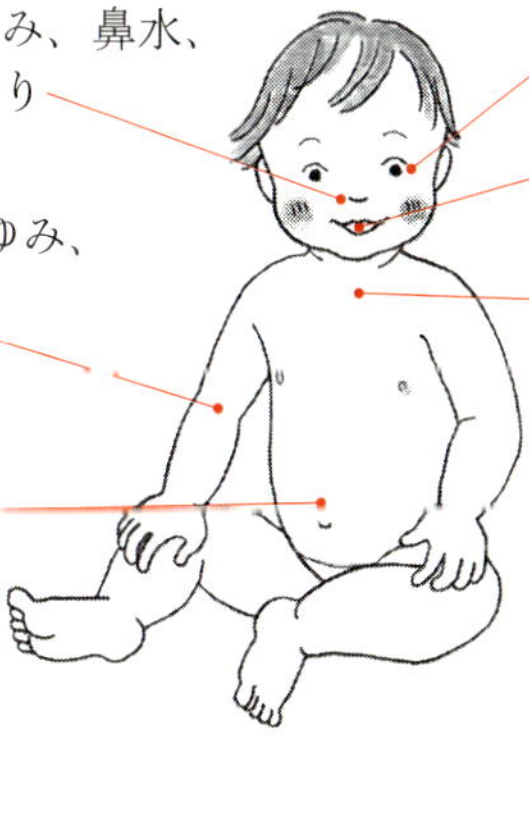

くしゃみ、鼻水、
鼻づまり

結膜充血《けつまくじゅうけつ》、
目のかゆみ

くちびるがはれる、
口の中がかゆい

じんましん、かゆみ、
湿疹《しっしん》、赤み

せき、呼吸困難、
ヒュ　ヒュ　する

腹痛、下痢《げり》、
吐《は》き気、嘔吐《おうと》

アナフィラキシー
ショック
(脈が速くなる、ぐったりする、意識障害、血圧低下など)

発症《はっしょう》の原因には
どんなものがあるの?

人によってさまざまです。

原因や悪化因子《あっかいんし》が複数だったり、
季節や年齢によって変わったりします。
だから、半年か1年1回、チェックをする必要があります。

←くわしくは、85ページへ

[よくある原因と悪化因子]

ほこり

大気汚染《たいきおせん》

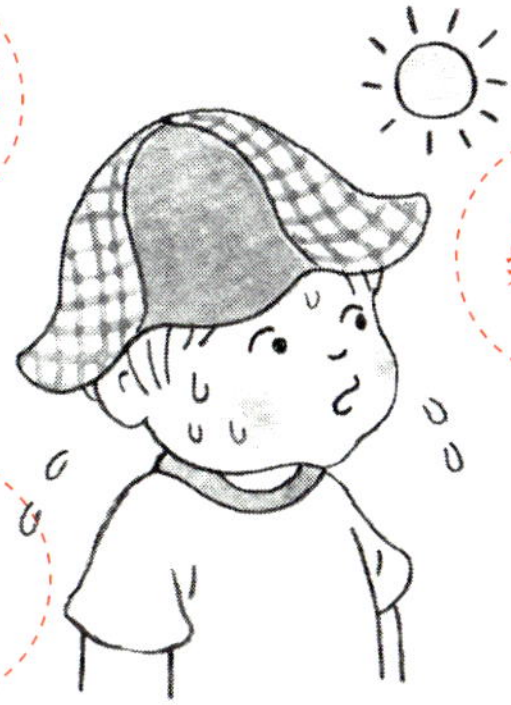

紫外線《しがいせん》

ダニ

汗

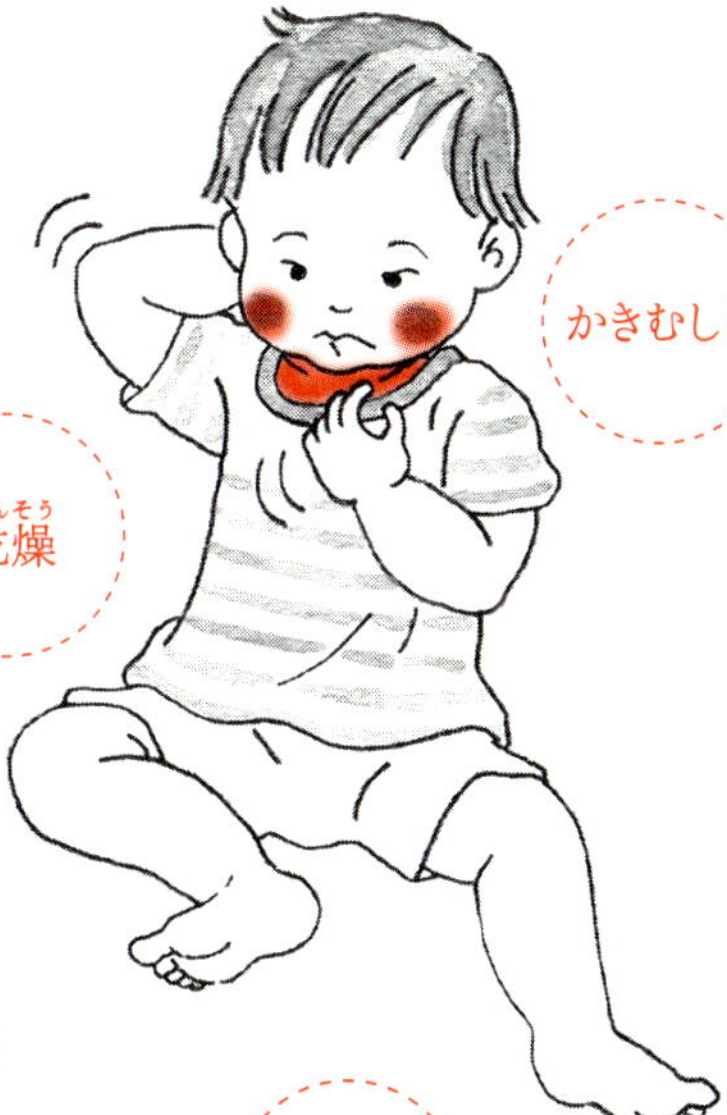

かきむしり

カビ

乾燥《かんそう》

ストレスや疲れ

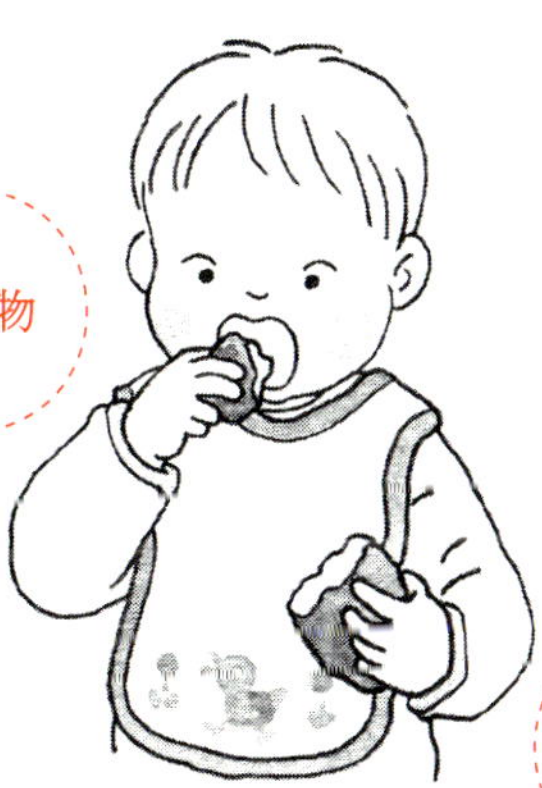

食べ物

黄色《おうしょく》ブドウ球菌《きゅうきん》

ペット

遺伝《いでん》

治る病気なの？

ガイドラインにそった*
標準的な治療で、
ほとんどの人が良くなります。

正しい治療を始めれば、短期間のうちに
症状《しょうじょう》をコントロールできるようになります。

← くわしくは、106ページへ

＊（社）日本アレルギー学会作成『アトピー性皮膚炎診療ガイドライン 2009』など

STEP

1

治療の３つの基本（治療の三本柱）をスタート

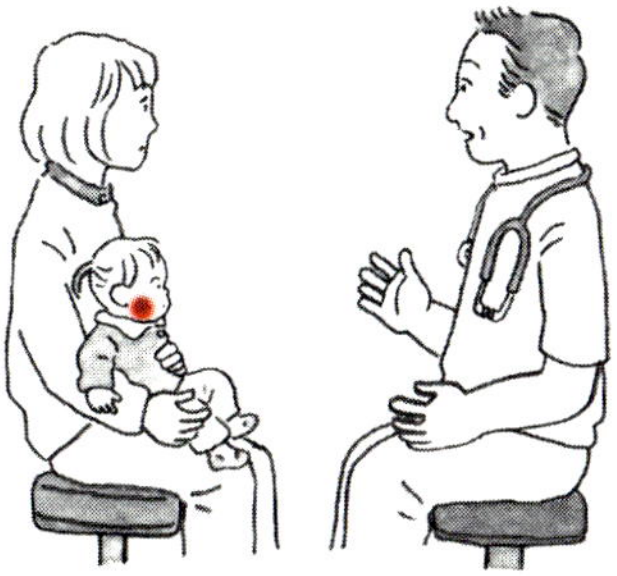

・ていねいなスキンケア
・正しく薬をぬる
・原因・悪化因子《あっかいんし》をとりのぞく

ここまでは短期間

STEP

2

症状をコントロール

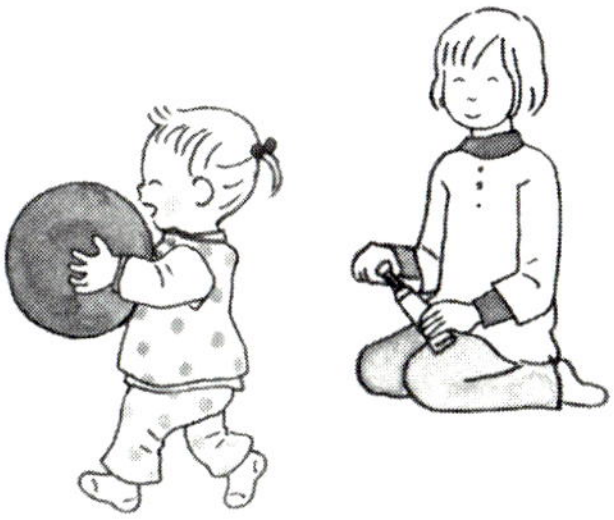

ここからが大事！
根気よく続けて
湿疹もかゆみもない状態を
維持《いじ》しましょう

STEP

3

症状なくふつうに暮らせる

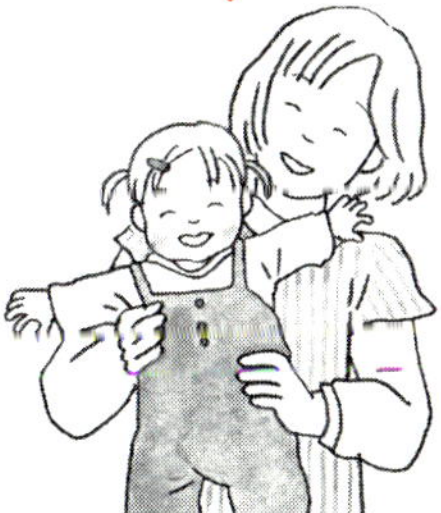

注意が必要な症状《しょうじょう》は？

小さい子は、ひどくなると、命にかかわる場合もあります。

湿疹《しっしん》がひどくなって、体の広い範囲から黄色い汁（浸出液《しんしゅつえき》）が出続けると、危険です。入院が必要になることも。

［注意が必要な症状］

全身にひどい湿疹

湿疹から汁が出る

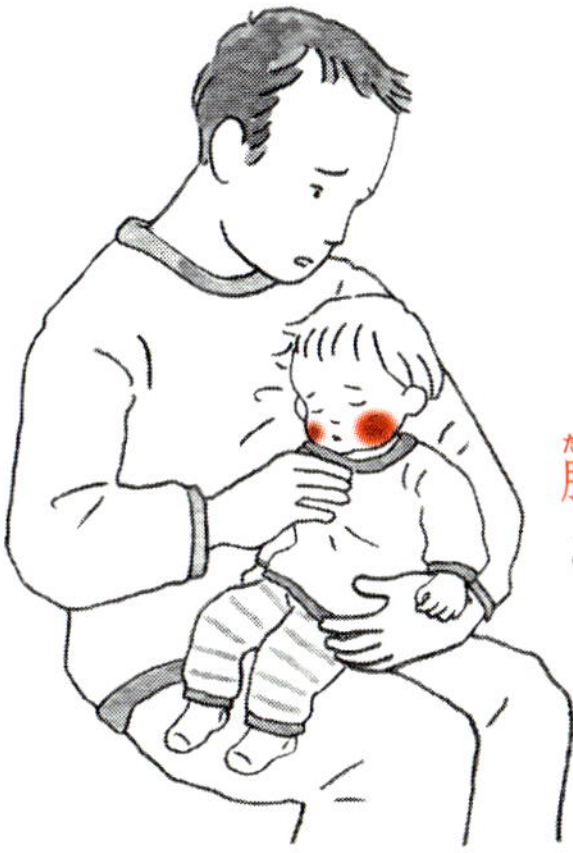

脱水症状《だっすいしょうじょう》を起こす
ことがあります

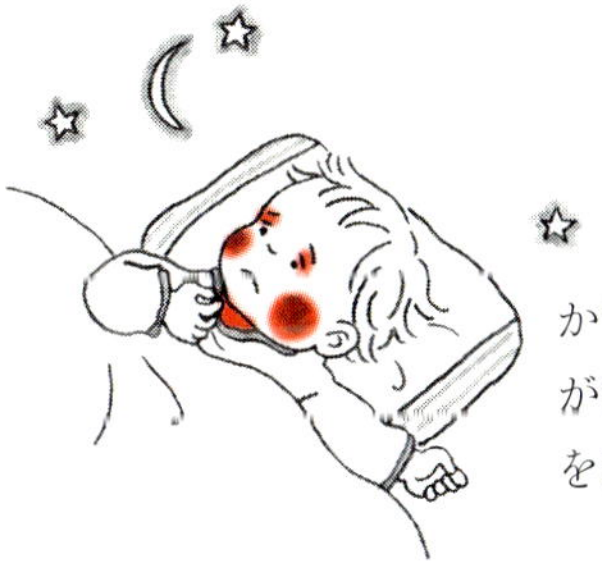

かゆくて眠れないこと
が続くと、成長障害《せいちょうしょうがい》
を起こす場合も

なかなか良くならない……

病気の特徴を理解して、根気よく治療することが大切です。

治療を始めて、かゆみやブツブツが消えても、皮膚《ひふ》の下には、アレルギーの炎症細胞《えんしょうさいぼう》（〝炎症の根っこ〟）が残っています。すぐに治療をやめず、根気よく続けることが大切です。

← くわしくは、136ページへ

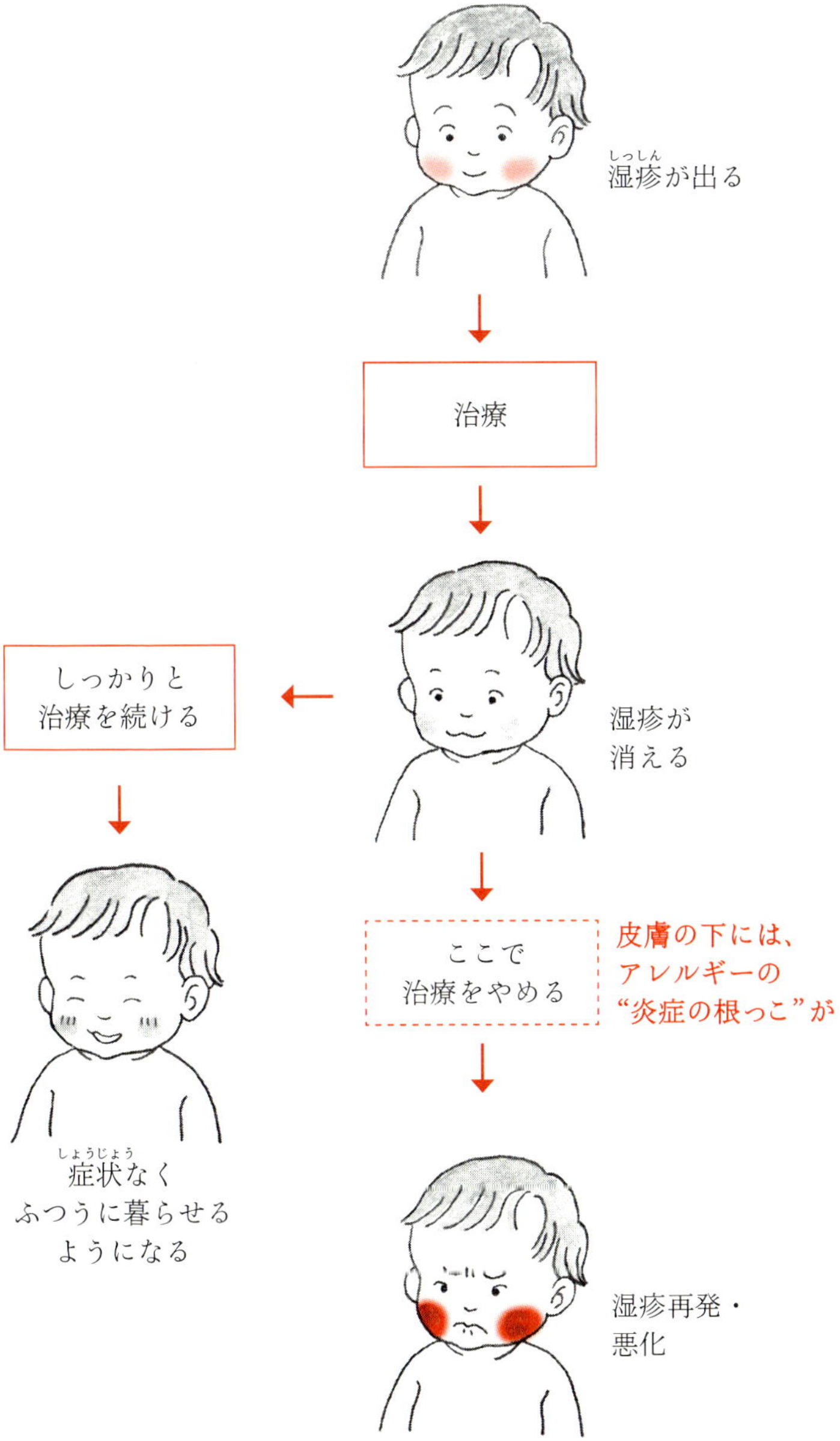
湿疹《しっしん》が出る
治療
湿疹が
消える
しっかりと
治療を続ける
症状《しょうじょう》なく
ふつうに暮らせる
ようになる
ここで
治療をやめる
皮膚の下には、
アレルギーの
“炎症の根っこ”が
湿疹再発・
悪化

どこまで治療するの？

治療の目標は、かゆみのない、つるつるスベスベの肌《はだ》。

最初は、薬の力で肌はつるつるに。治療を続けて、最終的には薬の力に頼らずに良い状態を保ちます。

← くわしくは、144、146ページへ

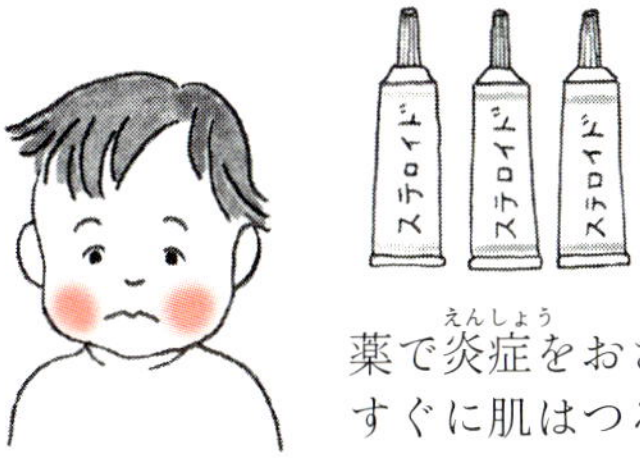

薬で炎症《えんしょう》をおさえ、
すぐに肌はつるつるに

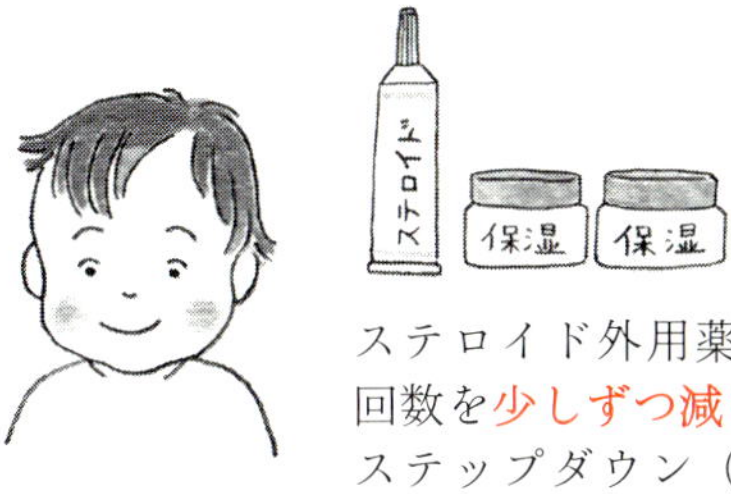

肌の表面はつるつるでも、皮膚《ひふ》の下には〝炎症の根っこ〟が残っている

ステロイド外用薬を使う回数を**少しずつ減らして**、ステップダウン（常につるつるの状態をキープ）

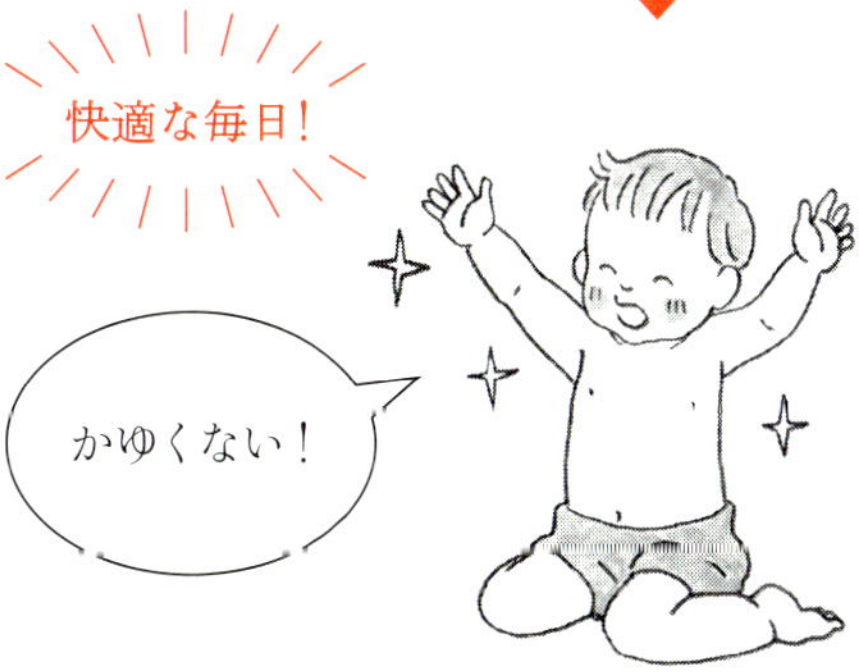

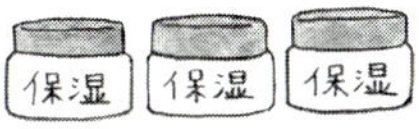

ステロイド外用薬をぬらなくても、保湿剤だけでつるつるスベスベ

治療法は？

□バリア機能を修復する「スキンケア」
□炎症《えんしょう》をおさえる「薬物療法《やくぶつりょうほう》」
□原因・悪化因子《あっかいんし》をとりのぞく
――の「三本柱」が治療の基本。

どれか一つだけ行っても症状《しょうじょう》は改善しません。
「治療の三本柱」を、バランスよく行うことが大切です。

←くわしくは、106ページへ

[アトピー性皮《ひ》膚《ふ》炎《えん》の治療の三つの基本（治療の三本柱）]

ていねいな
「スキンケア」
（肌《はだ》を洗って
保湿する）

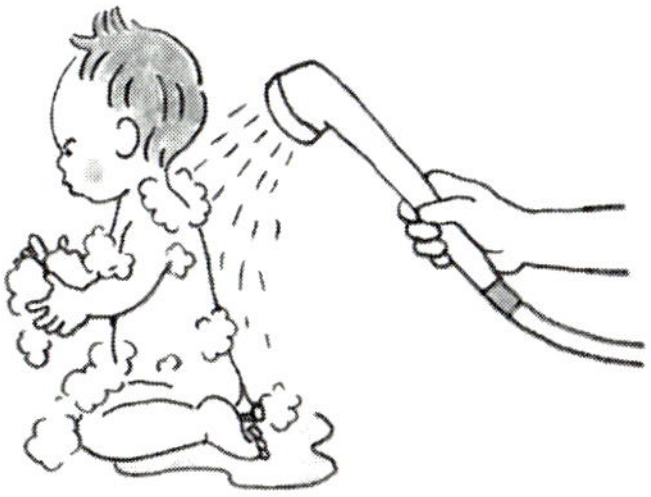

薬を正しくぬる
「薬物療法」

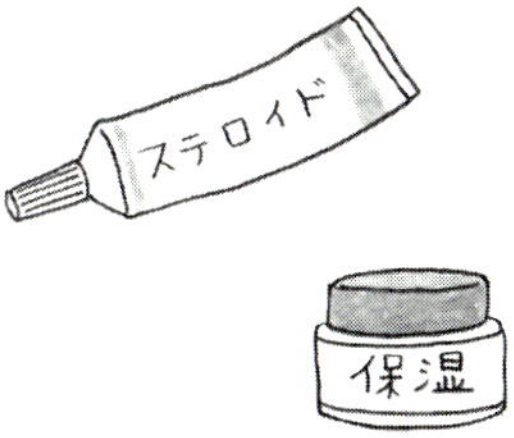

原因・悪化因子を
とりのぞく

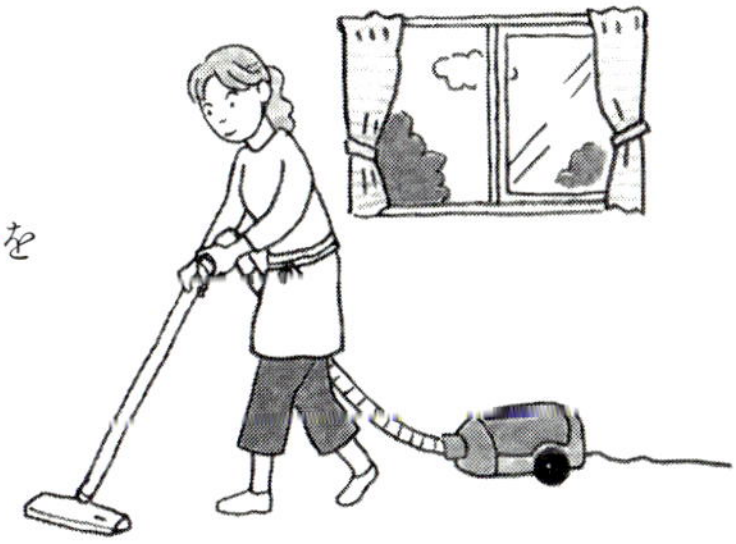

検査で原因がわかるの？

血液検査だけで診断《しんだん》はできません。

血液検査（*IgE《アイジーイー》抗体《こうたい》検査）で「陽性《ようせい》」とはアレルギーを発症《はっしょう》する可能性がある状態（感作《かんさ》）です。
発症・悪化の原因とは限りません。

← くわしくは、97、100ページへ

＊IgE抗体検査とは、どんなアレルゲン（卵、牛乳、ダニ、花粉などの刺激物《しげきぶつ》）に対して抗体をもっているかを調べる検査。

[よくある間違い]

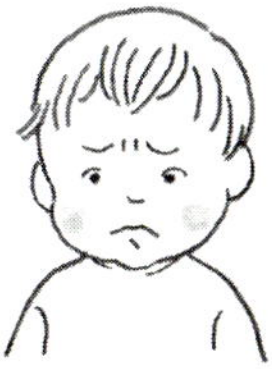

湿疹《しっしん》が出る

○ **正解**

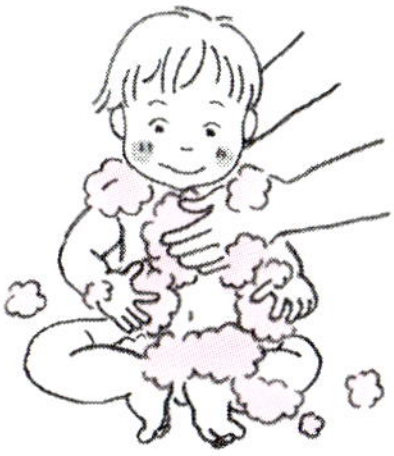

まずはスキンケアを
しっかりする

↓

まだ症状があれば、
ほかの悪化因子《あっかいんし》をさがす

ダニ
ほこり
食べ物
ペット
ストレス
など

× **間違い**

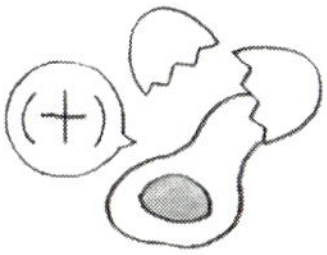

血液検査で、
たとえば卵の
IgE抗体
が陽性(+)

↓

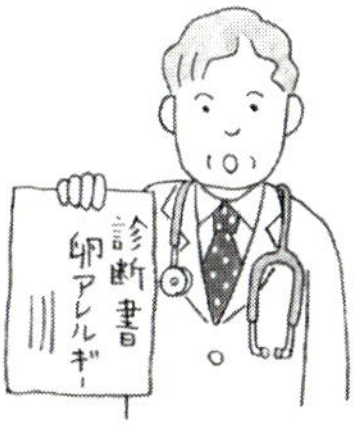
診断書
卵アレルギー

卵アレルギーによる
アトピー性皮膚炎《ひふえん》と
診断

↓

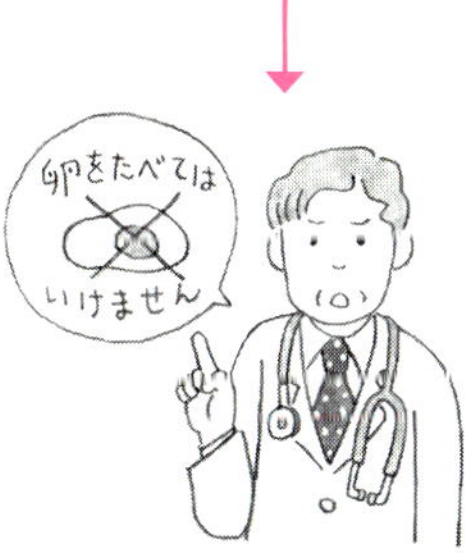
卵をたべては
いけません

食物制限

スキンケアって何？

しっかりと汚れを落とし、肌《はだ》の水分・油分を補《おぎな》って皮膚《ひふ》を保護する（バリア機能を修復する）こと。

アトピー性皮膚炎《ひふえん》の発症《はっしょう》のきっかけは、ドライスキン。だから、スキンケアはとても大切。アトピー性皮膚炎になっていなくても、日常的に行うことをおすすめします。

←くわしくは、108ページへ

[スキンケアの進め方]

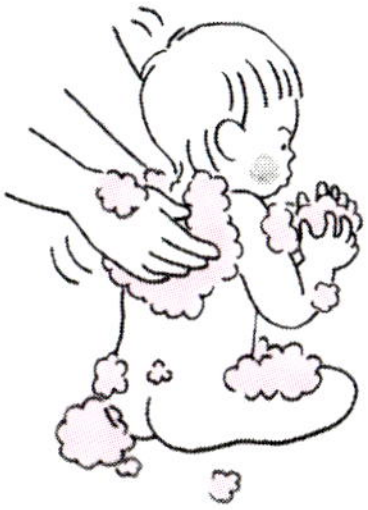

皮膚を刺激《しげき》する汚れや刺激物をしっかり落とす

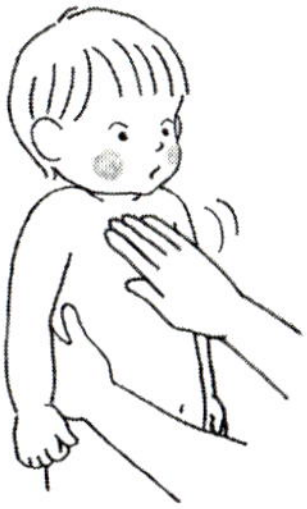

保湿剤をぬって、肌を保護する（湿疹《しっしん》の部分にはステロイド外用薬をぬる）

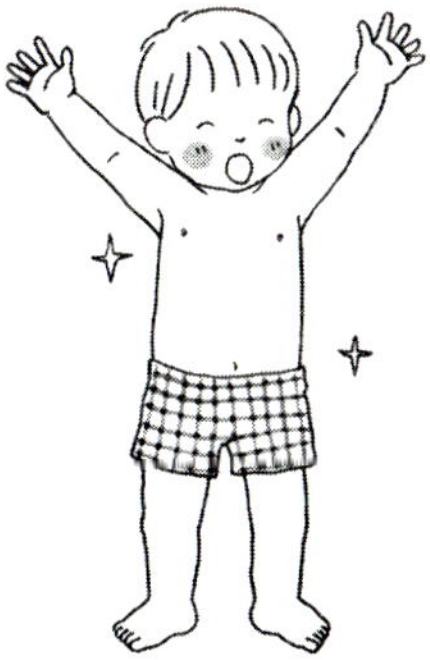

皮膚のバリア機能が回復

どうやって洗うの？

ふつうの石けんをよく泡立てて手の指の腹《はら》を使い、適度に力を入れて汚れを落とします。

刺激《しげき》の少ないふつうの石けんで十分。よく泡立てて使うことが大事です。「手」で「しっかり」と洗いましょう。

←くわしくは、110～113ページへ

[洗い方のポイント]

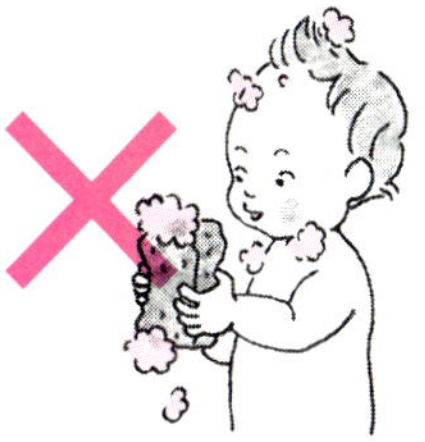

スポンジや
タオルは
肌《はだ》に刺激《しげき》を
与えるので
使いません

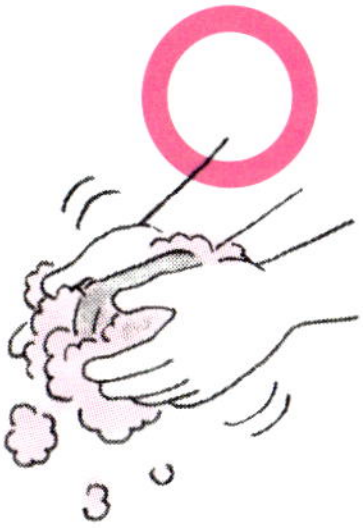

汚れを
落とすのは泡。
よく泡立てて
使います

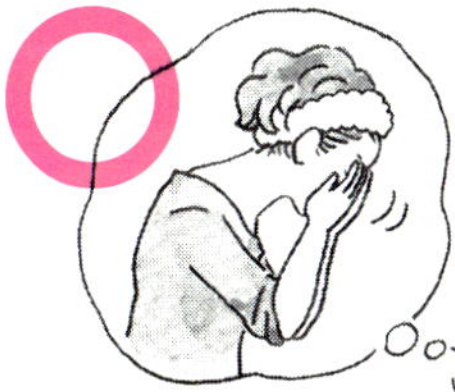

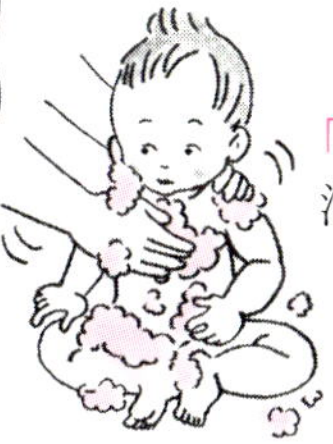

「軽く」では、
汚れが落ちません

ファンデーションを落とすとき
のように適度に力を入れて洗う

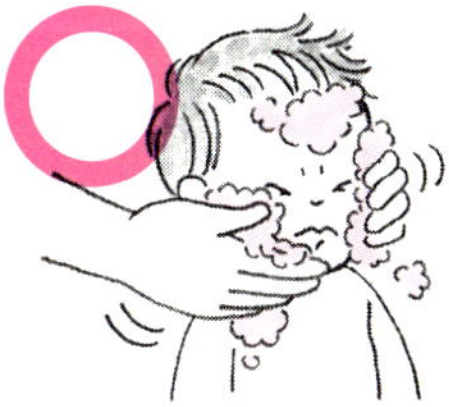

いやがる顔や
湿疹《しっしん》の部分もきちんと
洗う。結局はそのほうが
早く楽になります

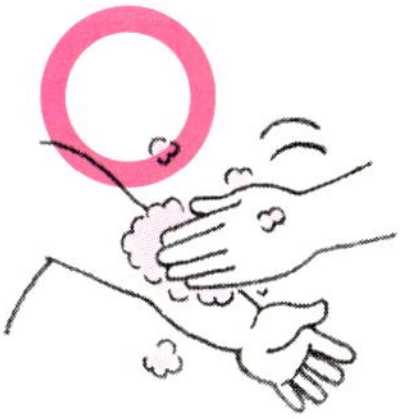

関節のシワ
などは、
のばして洗う

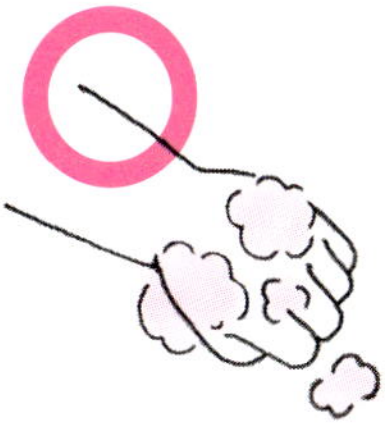

手は
「グー握り」にして
指のシワも洗う

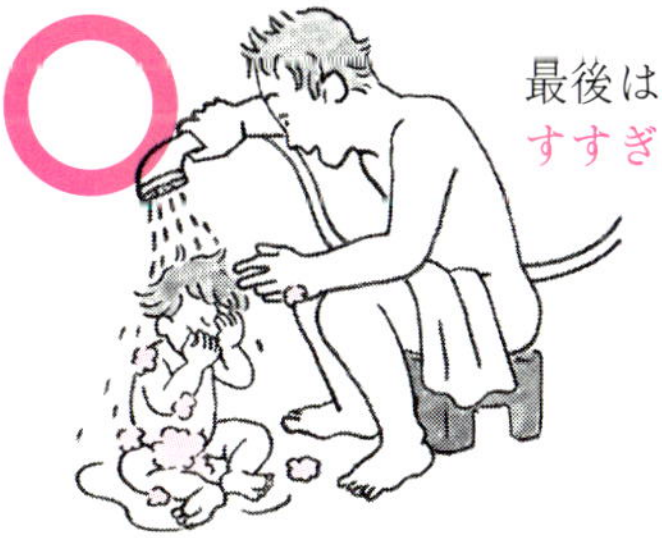

最後はよく
すすぎましょう

おふろ・シャワーは
1日何回？

1日2回が基本。夏はもう1回。
驚くような効果があります。

朝と夜、1日2回体を洗ってあげましょう。夏はさらに、昼間汗をかいたら、シャワーで汗を流してあげてください。皮膚《ひふ》の刺激《しげき》が減り、薬の効果を高めます。

←くわしくは、113～115ページへ

［おふろ・シャワーの回数］

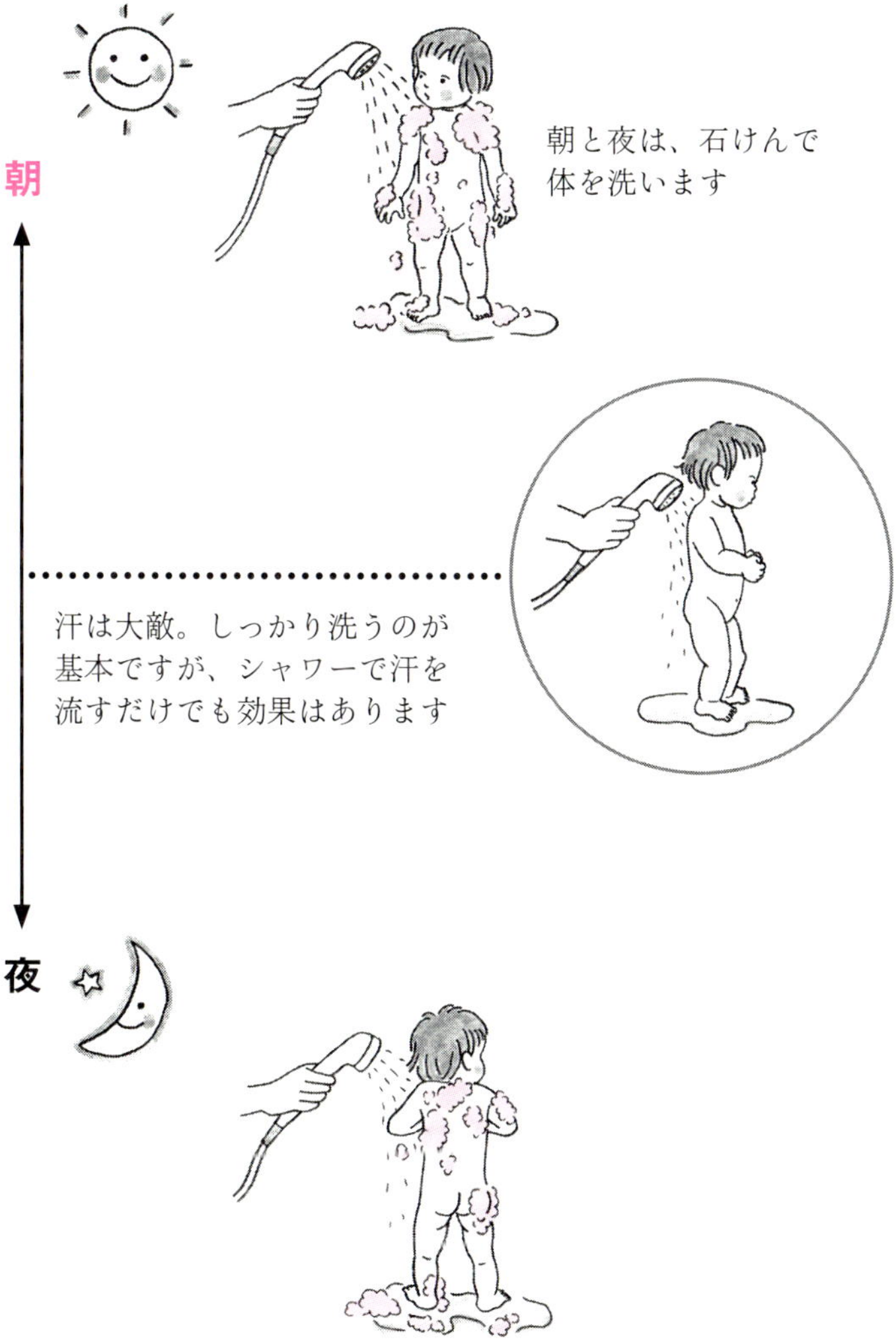
朝
朝と夜は、石けんで
体を洗います
汗は大敵。しっかり洗うのが
基本ですが、シャワーで汗を
流すだけでも効果はあります
夜

外用薬のぬり方は？

おふろ・シャワーの後、体が乾く前にたっぷりとぬる

体が乾《かわ》いてしまうと、皮膚《ひふ》バリアのすき間から、アレルゲンなどが入りこんで刺激《しげき》を与えます。早めの薬、保湿を心がけましょう。３分以内が目標です。

←くわしくは、115、141ページへ

[ステロイド外用薬・保湿剤をぬるときのポイント]

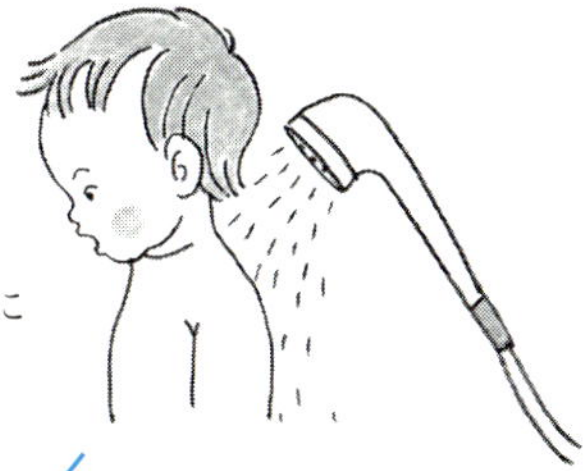

①

必ず皮膚を
清潔《せいけつ》にした後に

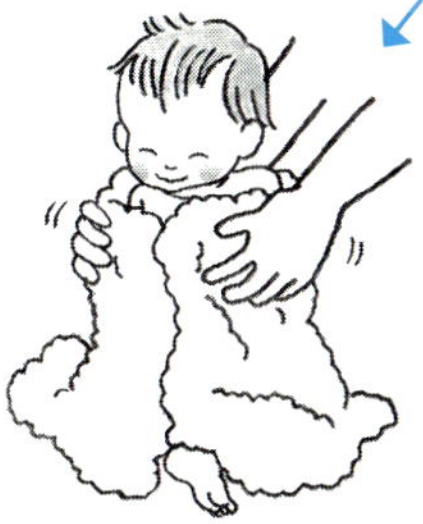

②

タオルで軽くおさえるように
水分をふく

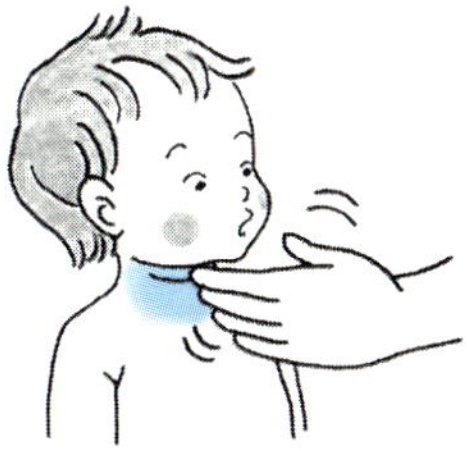

③

①湿疹《しっしん》にステロイド外用薬、
②ほかの部分には保湿剤をぬる

[注意したいこと]

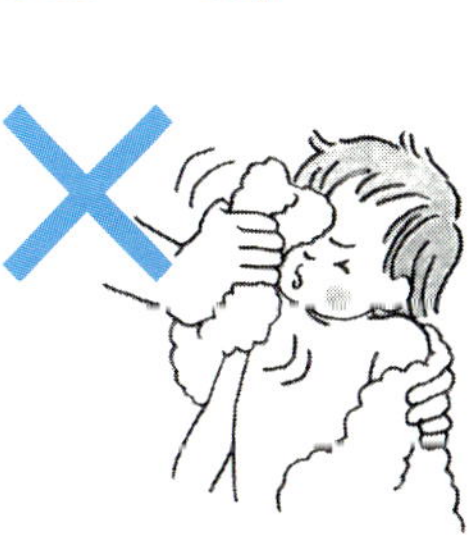

皮膚を刺激するので
タオルでゴシゴシこすらない

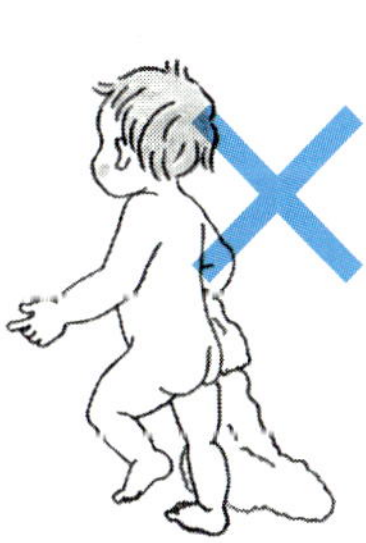

おふろの後、
そのままにしない

治療には、どんな薬を使うの？

湿疹《しっしん》部分にはステロイド外用薬を、
それ以外は
保湿剤をぬるのが基本。

症状《しょうじょう》の強さやぬる場所に合わせて外用薬を使い分けます。

くわしくは、120ページへ

[アトピー性皮《ひ》膚《ふ》炎《えん》の治療に使う薬]

[ステロイド外用薬]
（ぬり薬）

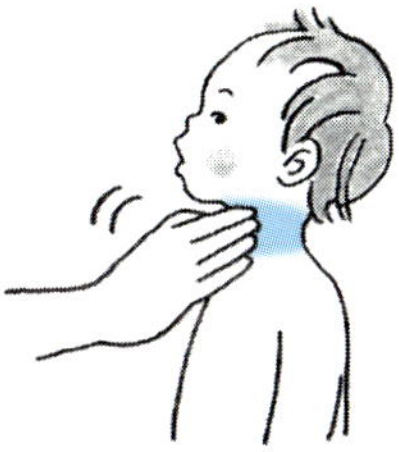

炎症《えんしょう》を
おさえる薬

[保湿剤]
（ワセリン・
ローション・
クリームなど）

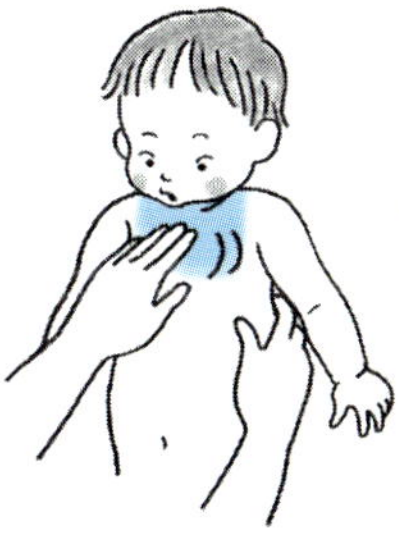

肌《はだ》を保湿、
保護する薬

[タクロリムス外用薬]
（ぬり薬）

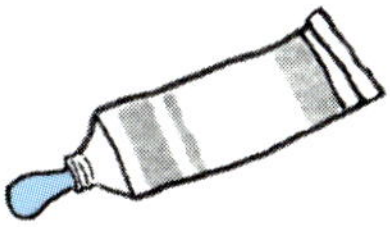

炎症をおさえる
新しい薬

[症状《しょうじょう》によって使う薬]

[抗《こう》ヒスタミン薬]
（のみ薬）

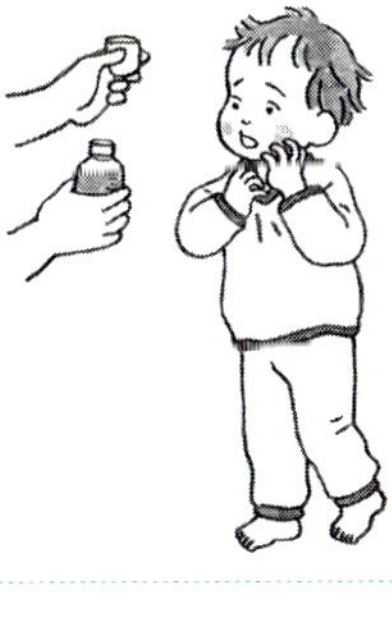

かゆみが
強いときには、
のみ薬も使う

ステロイドって どんな薬?

皮膚《ひふ》の炎症《えんしょう》をおさえる薬です。

薬の強さは5段階に分かれています。
症状《しょうじょう》やぬる場所によって使い分けます。

← くわしくは、125ページへ

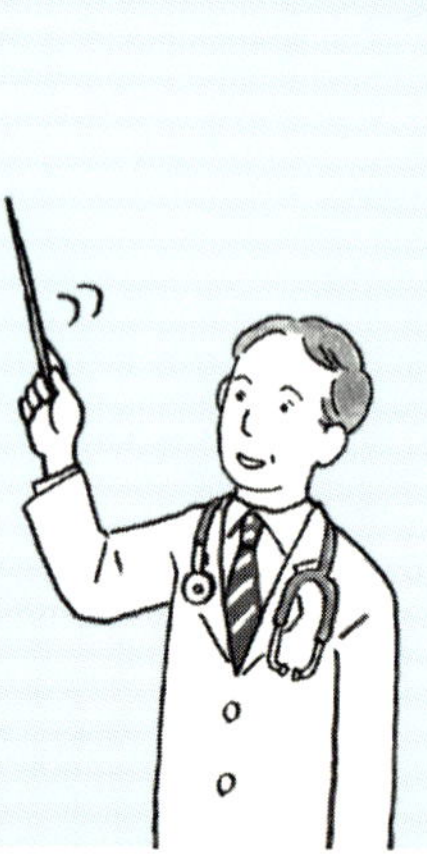

[ステロイド外用薬（ぬり薬）の使い分け]

あくまでも目安です。必ず主治医の指示に従ってください。

	薬効		
強	I 群	Strongest	湿疹《しっしん》がとてもひどいとき
↑	II 群	Very Strong	主に大人の体に使う
	III 群	Strong	赤ちゃん・子どもの体に使う
↓	IV 群	Mild	主に顔などの皮膚の薄いところにぬる
弱	V 群	Weak	目のまわりにぬる

←「主要ステロイド外用薬一覧」は、173ページへ

副作用が心配……

ステロイド外用薬は、適切に使えば高い効果。副作用も心配ありません。

アトピー性皮膚炎《ひふえん》で使うステロイド外用薬や、ぜんそくの吸入ステロイド薬は、非常に高い治療効果があり、正しく使えば副作用も心配ありません。

← くわしくは、129～140ページへ

[十分に効果が出ない使い方]

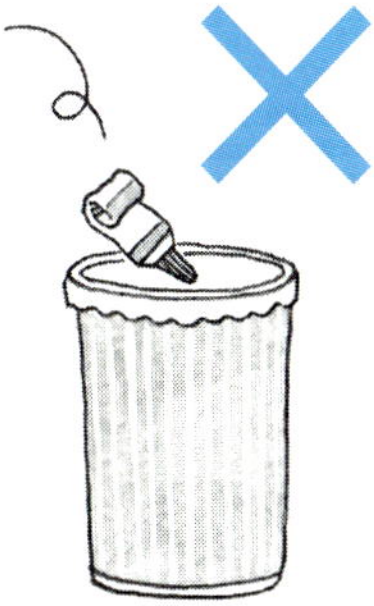

なくなったから、
そのまま使用をやめる

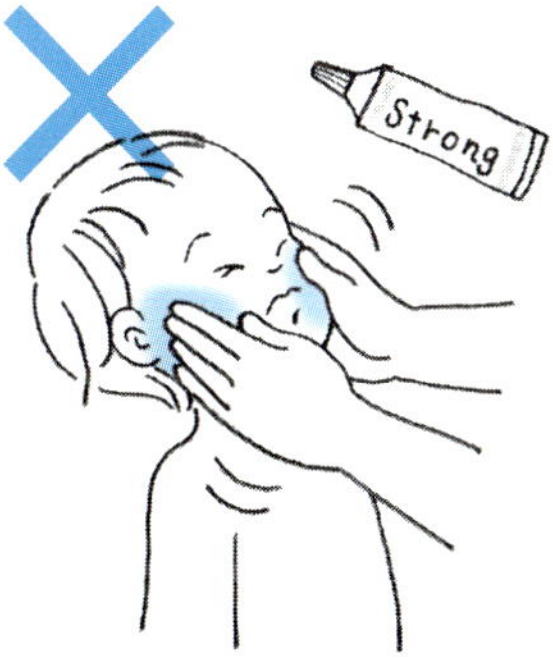

体用にもらった
薬を顔にぬる

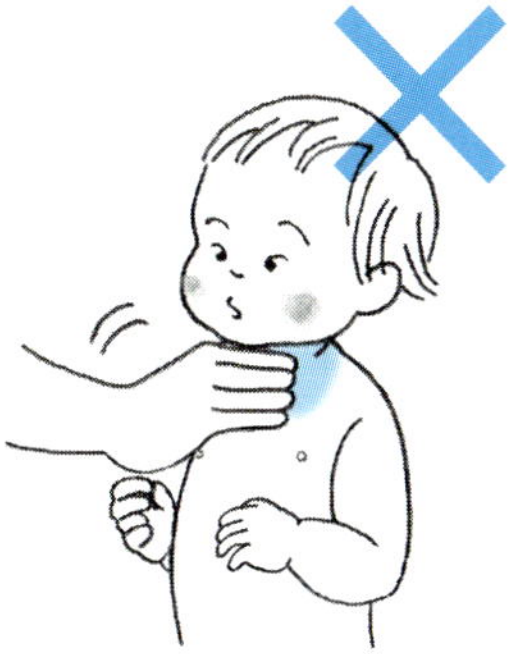

湿疹《しっしん》が出たときだけ使う

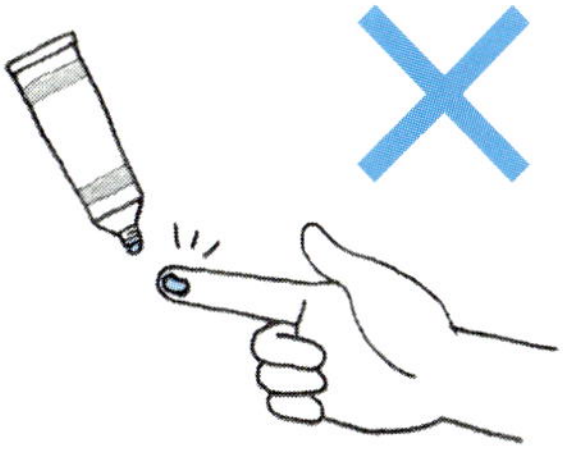

ちょっとずつ使う

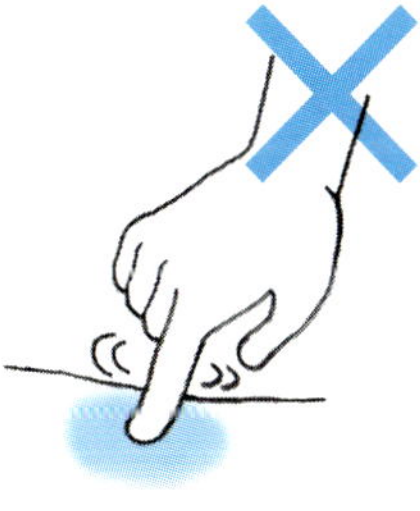

湿疹にすりこむ

ステロイド外用薬は
どうやって使うの？

□必要な量を、必要な期間ぬる。
□症状《しょうじょう》に合わせて使い分ける。
□症状が消えてもすぐにやめない。

ステロイド外用薬は使い方を守ることが大切です。
とくに「やめ方が大事」と覚えておきましょう。

← くわしくは、141ページへ

[ステロイド外用薬のぬる量と面積の目安]

(1) ぬる量

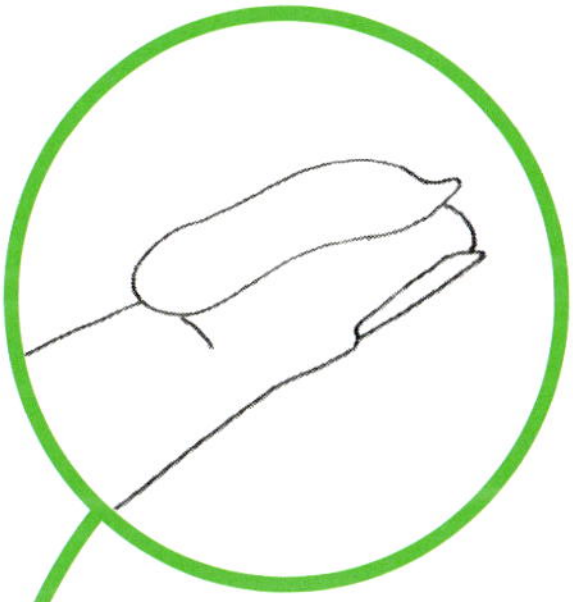

たっぷりと
ベタベタになるぐらい
が基本です。

人差し指の
第一関節まで
（フィンガーチップユニット）

(2) ぬる面積

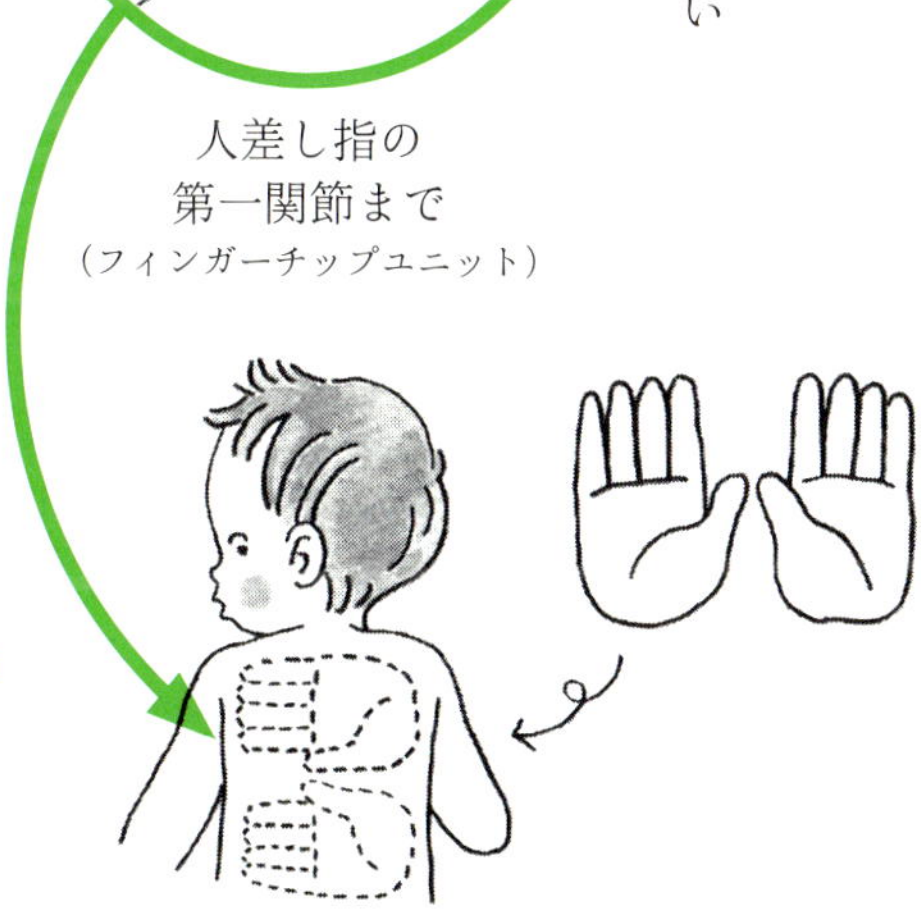

(1)の量を、大人の両手のひら分
の面積にぬる

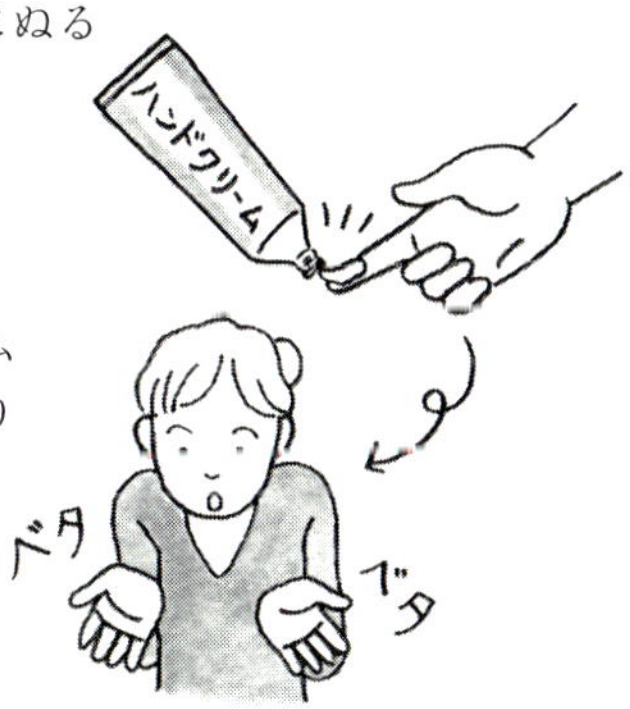

(1)と同じ量のハンドクリーム
を手のひらにぬると、かなり
ベタベタになりますね。
そのくらいのイメージで
ぬってあげましょう。

家の中の
アレルゲン対策は?

□ダニ
□カビ
□ペット
──への対策が基本です。

←くわしくは、149ページへ

ダニ対策

ダニはフンや死骸《しがい》の粉がアレルゲンになります。
こまめな掃除《そうじ》・洗濯《せんたく》が大切です。

ふとん

- よく干して乾燥《かんそう》させる
- 干した後は掃除機《そうじき》をかける。ただし排気は外に
- 花粉がアレルゲンの場合は外に干さないように

カーテン

- こまめに洗濯をする

ソファー

- 布製のものはダニのすみかになるので、革製（または合成皮革《ごうせいひかく》）のものがよい

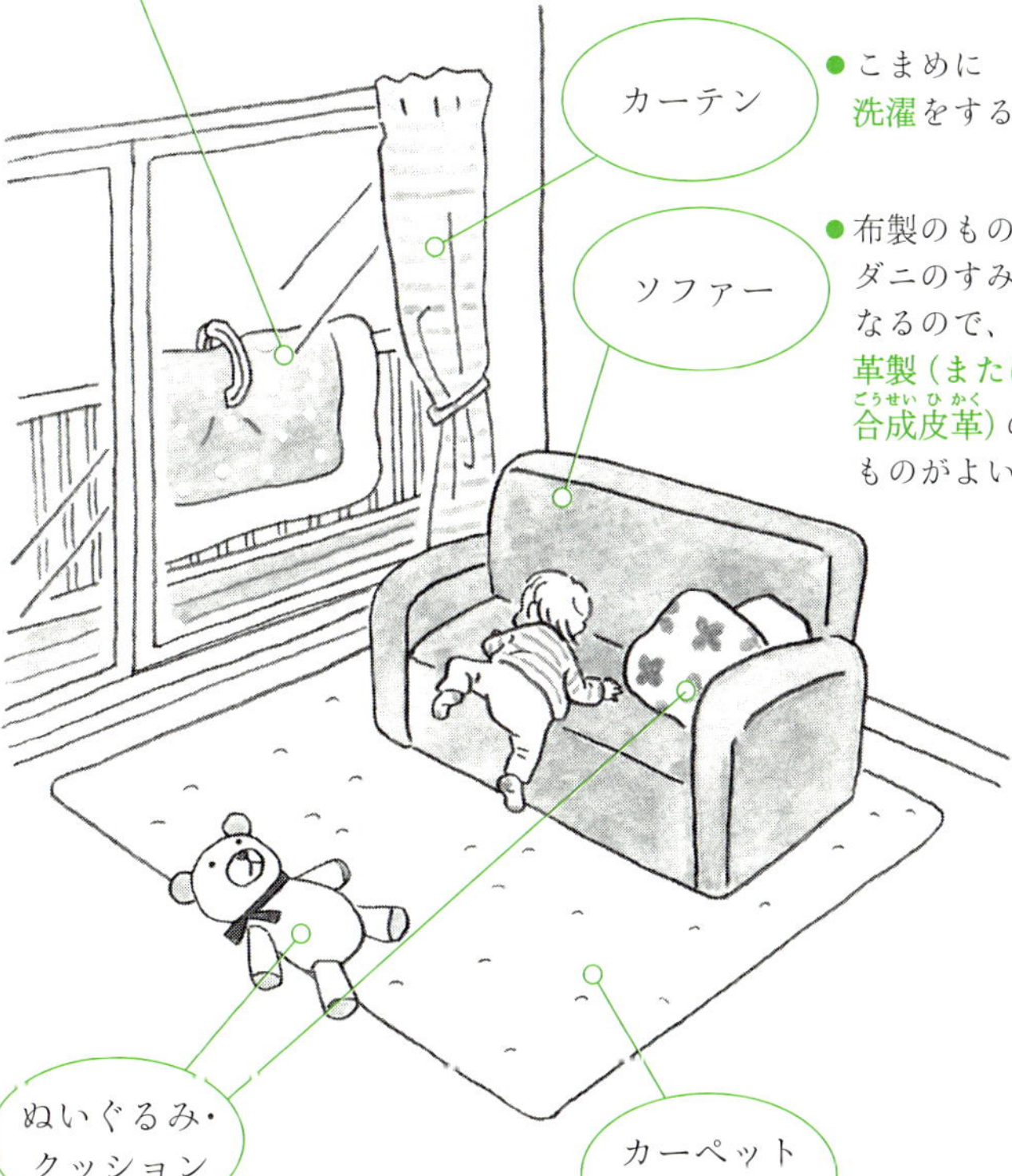

ぬいぐるみ・クッション

- ダニがすむので、丸洗いできるものにする

カーペット・畳《たたみ》

- カーペットはできるだけ避《さ》ける
- 掃除機をていねいにかける

カビ対策

カビは**湿気が多い場所**に生えます。
十分に**換気《かんき》**して、**風通し**をよくしましょう。

おふろ場

- **換気**を十分にする
- 汚れをまめに落とす

トイレ

洗濯機《せんたくき》

- **内側**にカビが生えやすい。時々掃除《そうじ》を

キッチン

- **換気扇《かんきせん》**をまわす
- 流し、三角コーナーをきれいにする

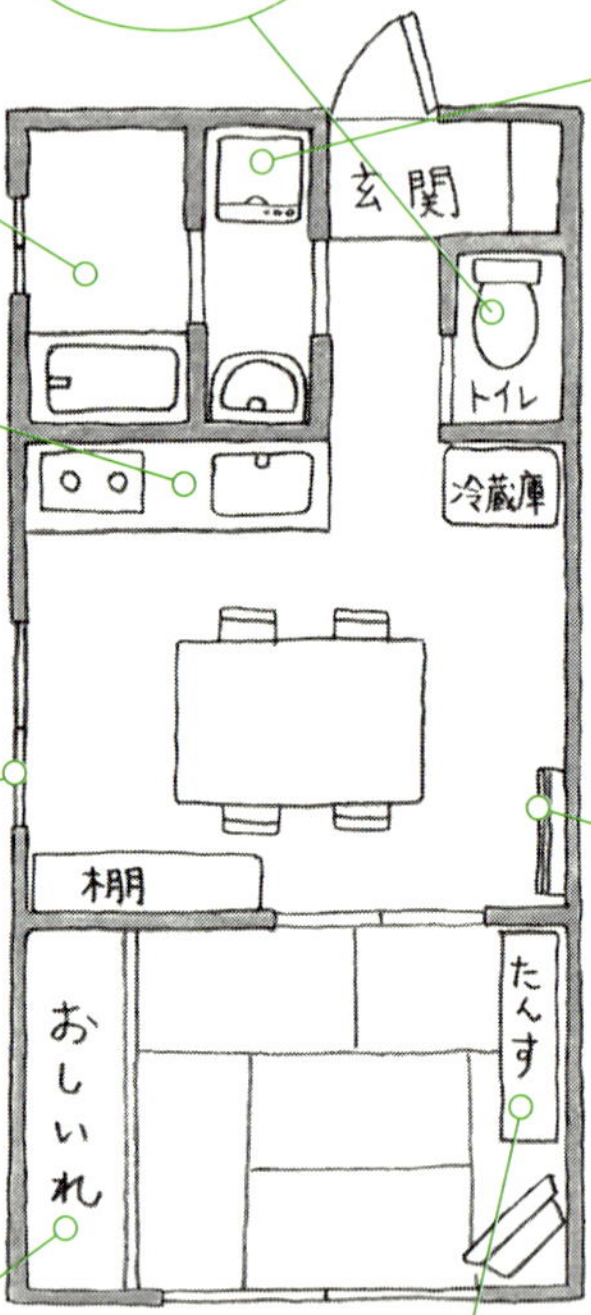

窓

- **結露《けつろ》対策**をしっかりと

エアコン

- **フィルター**をこまめに掃除

おしいれ

- 時々開けて、こもった**湿気を外に出す**

たんす

- **たんすの裏側**にカビが生えやすいので、壁《かべ》から離して置く
- 時々、**引き出し**を開けて風を通す

ペット対策

動物のフケや毛、分泌物《ぶんぴつぶつ》などが原因になることも。
飼わないほうがよいでしょう。

犬

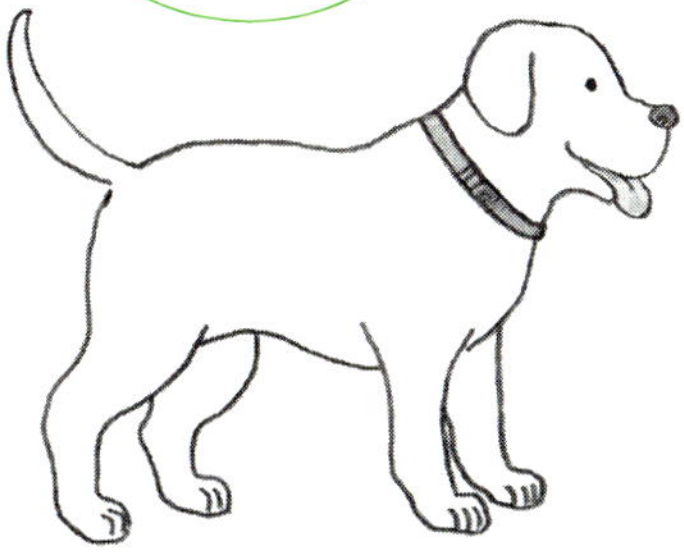

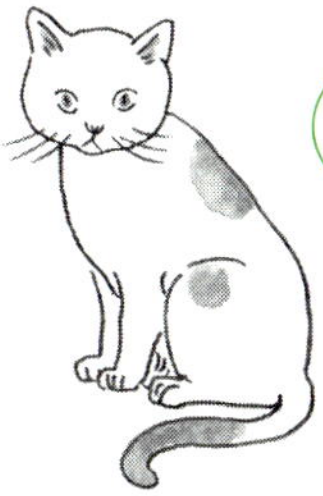

ネコ

鳥

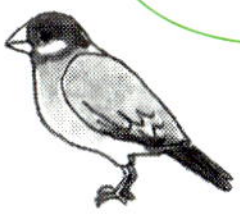

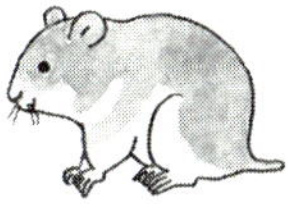

ハムスター

[そのほかに気をつけるところ]

花粉

● 花粉の時期は、ふとんや洗濯物《せんたくもの》は外に干さないように気をつけましょう。

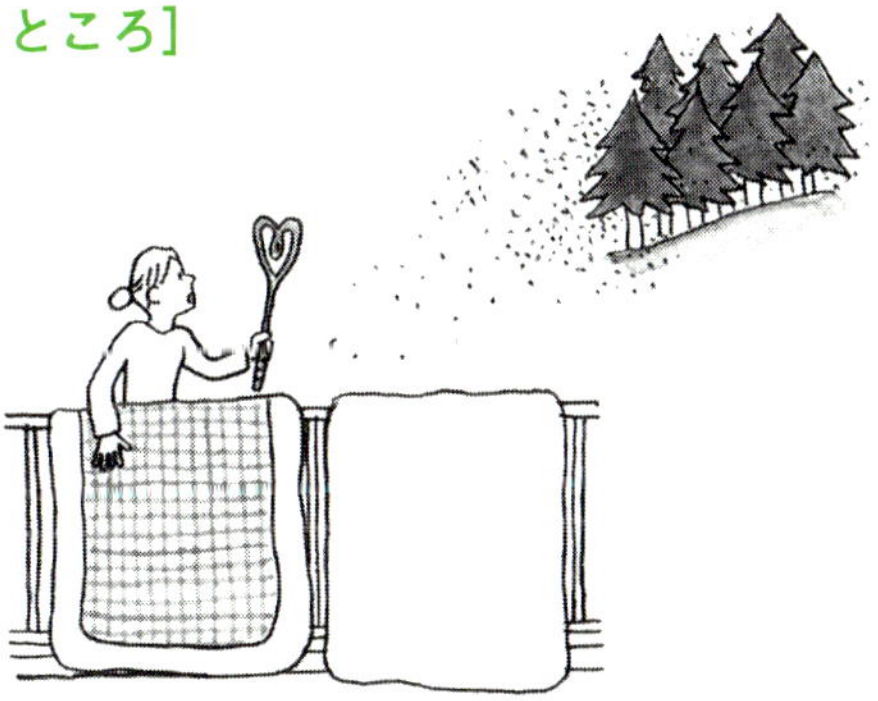

日常生活で気をつけることは？

悪化因子《あっかいんし》を避《さ》けることが大事です。

アトピー性皮膚炎《ひふえん》は、バリア機能が壊《こわ》れた皮膚《ひふ》からアレルゲンが侵入《しんにゅう》することによって発症《はっしょう》します。ガードするためには、「スキンケア」と「身のまわりをきれいにすること」が大切です。

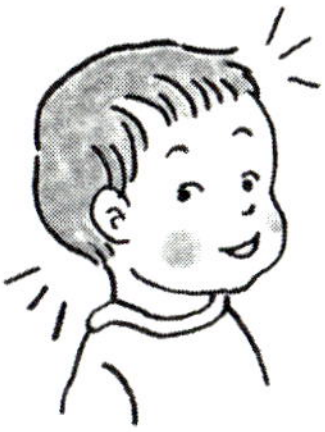

髪型をチェック
→前髪や襟足《えりあし》を短く

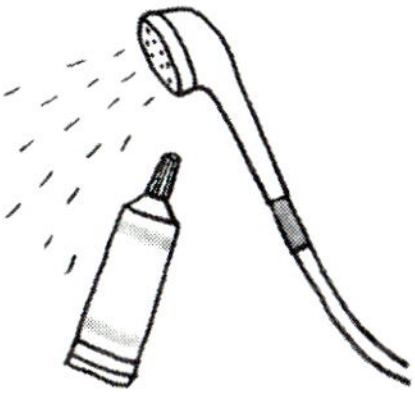

スキンケアを
第一に

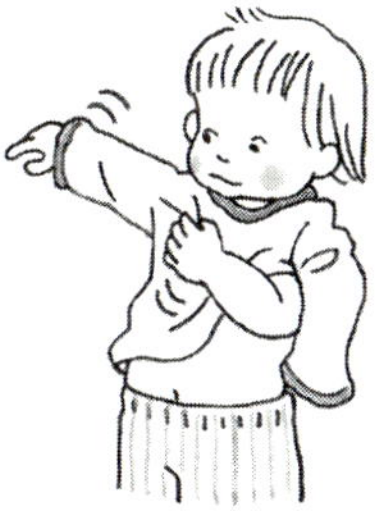

衣類も清潔に

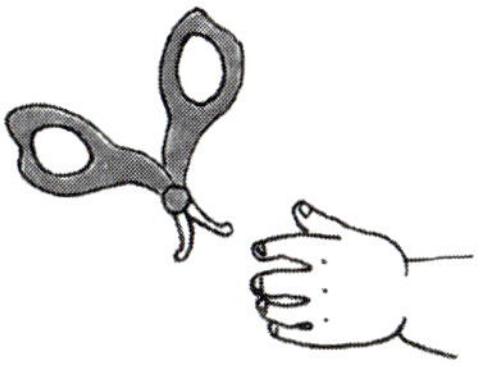

爪を切って清潔《せいけつ》に

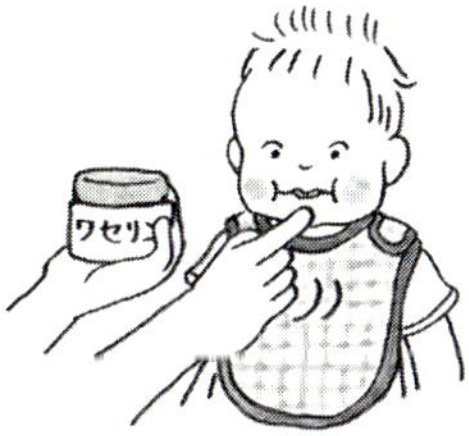

赤ちゃんのよだれ対策
→口のまわりにワセリン
をぬっておくとよい

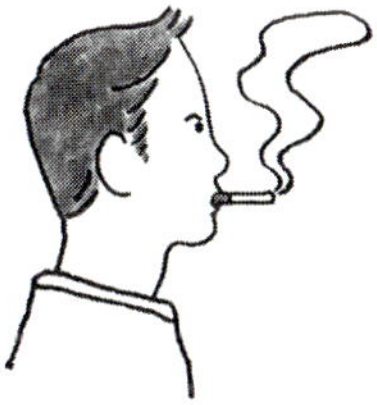

タバコの煙《けむり》は避《さ》ける

夏に気をつけることは?

夏は悪化しやすい季節です。「汗」&「紫外線《しがいせん》」対策をしっかりと。

汗や紫外線は皮膚《ひふ》に刺激《しげき》を与えます。帽子《ぼうし》や刺激の少ない日焼け止めで予防してあげましょう。

[夏に気をつけること]

基本

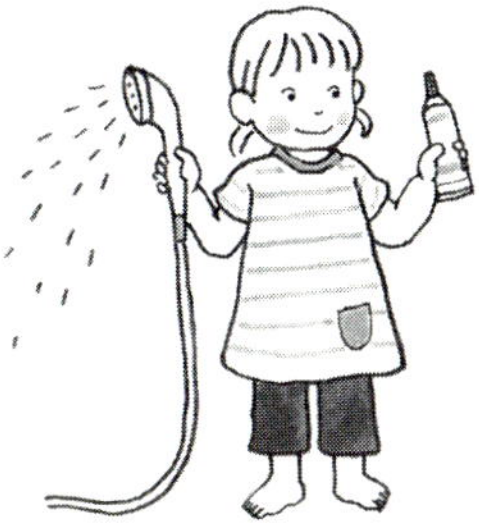

基本は、シャワーと外用薬

その他

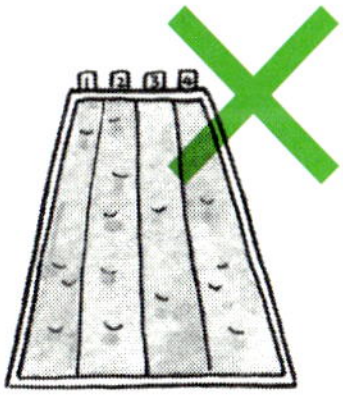

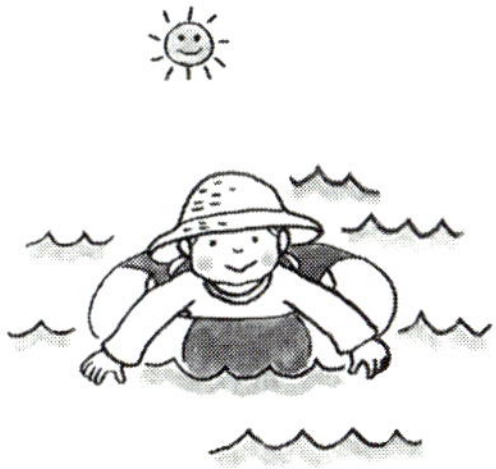

- プールの塩素《えんそ》は湿疹《しっしん》を刺激します
- 泳ぐ前、泳いだ後にしっかりとスキンケアを

- 日焼け対策はしっかりと
- 入る前、あがった後に、しっかりとスキンケアを

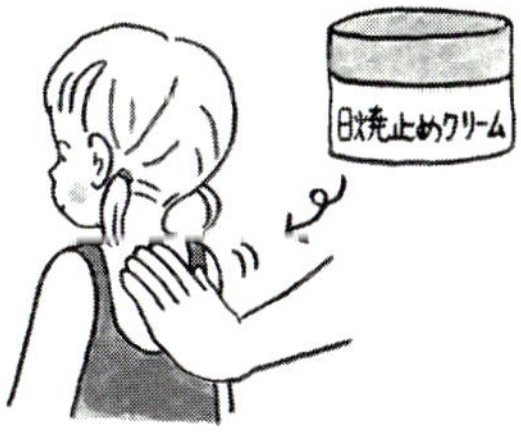

- 主治医と相談して、日焼け止めクリームなどで予防を
- 日焼けの後にもスキンケアを忘れずに

冬に気をつけることは?

乾《かん》燥《そう》するので、しっかり保湿を。

ドライスキンになりやすい季節です。
湿疹《しっしん》が出ていなくても、しっかり保湿を。
アトピー性皮膚炎《ひふえん》の予防になります。

[冬に気をつけること]

基本

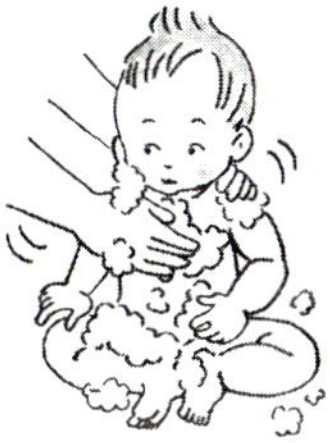

1日2回のスキンケアを

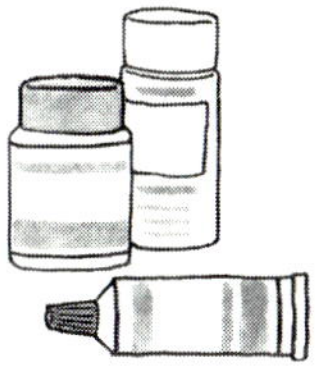

保湿剤は、皮膚の状態や、ぬる時間帯によって使い分けも

その他

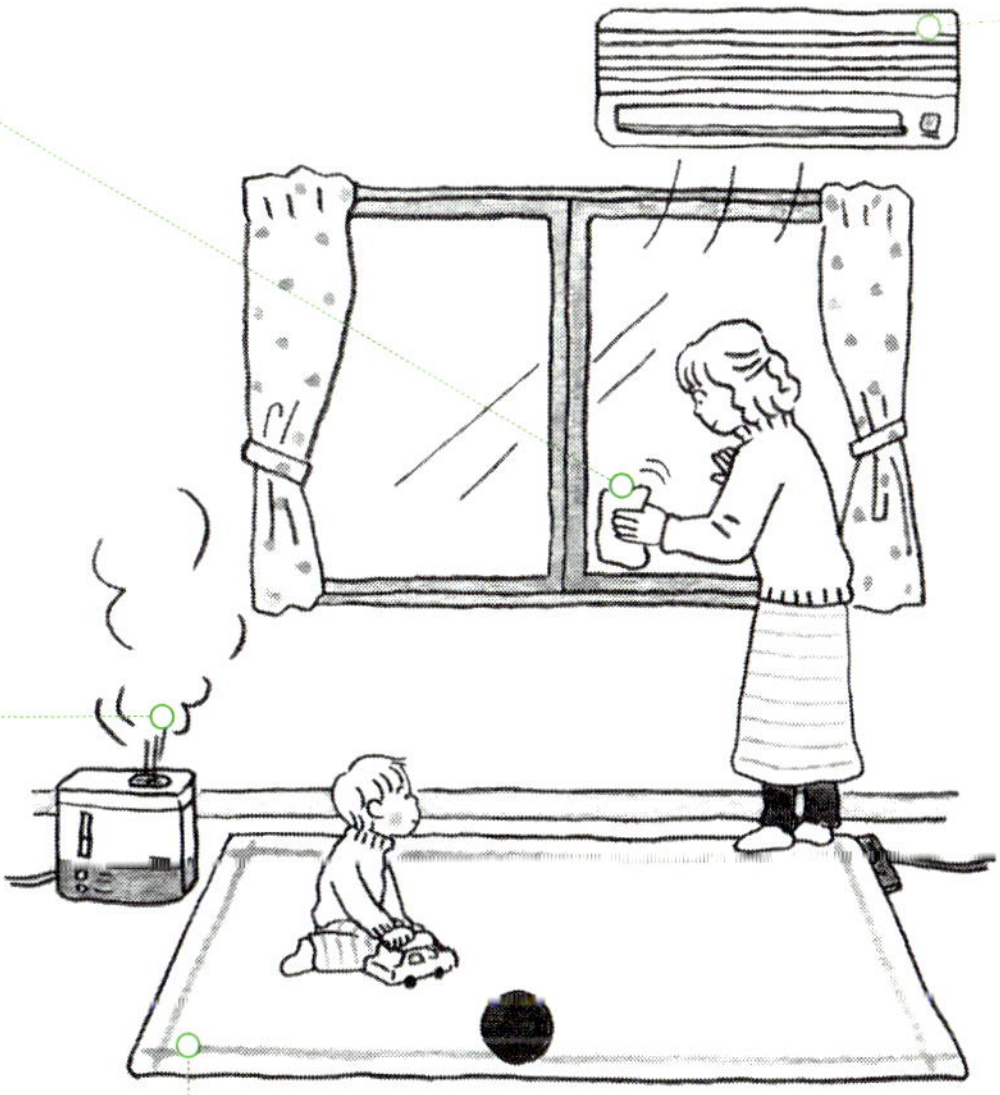

●エアコンはとくに乾燥するので要注意

●結露《けつろ》はカビが生える原因になるので、こまめにふき取りましょう

●適度な湿度を保つこと

●加湿器を使う場合は、カビが生えないよう注意

●ホットカーペットは、ダニのすみかにならないようにこまめに掃除《そうじ》

かゆくて
ガマンできないときは？

一時的な対応も必要。でも
湿疹《しっしん》をなくしてあげることが、
遠回りのようでも一番の近道。

「スキンケア」「薬物療法《やくぶつりょうほう》」「原因・悪化因子《あっかいんし》を
とりのぞく」の「治療の三本柱」をきちんとすれば、
かゆい湿疹は早くおさまります。

←くわしくは、153ページへ

[かゆみ対策]

学校や幼稚園、保育園で

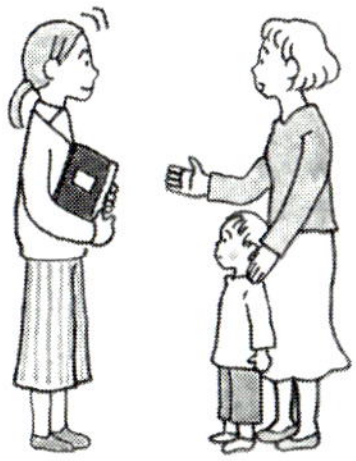

汗をかいたら着替えやスキンケアをさせてもらえるよう相談しましょう

寝ているとき

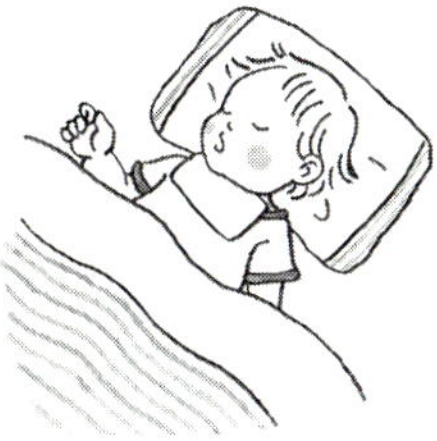

体が温まるとかゆくなるので、冷却枕などで冷やしてあげるとやわらぐことも

おふろ

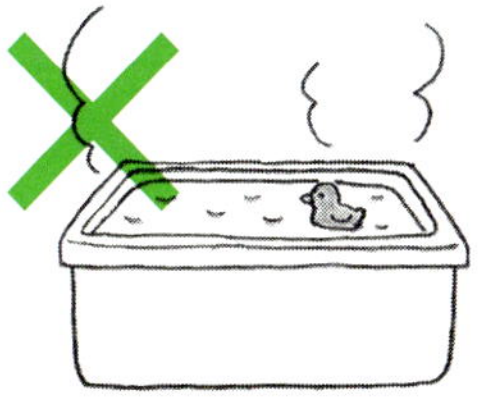

熱いおふろは、かゆみを強くするので、ぬるめのおふろにしましょう

急に悪化してしまったときなど、がまんできないときは、処方《しょほう》してもらった抗《こう》ヒスタミン薬をのむ、患部《かんぶ》を冷やすなどして対処し、なるべく早くスキンケアを行って外用薬をぬりましょう。

アトピービジネスの
こんな言葉にご用心

「アトピーが治った」といっても、
根拠《こんきょ》はない。
多くの場合、ただの商売です。

きちんとした臨床《りんしょう》データ（エビデンス）もないのに、
「アトピーが治る」と宣伝している商品。
それが「アトピービジネス」と呼ばれているものです。

← くわしくは、156ページへ

［アトピービジネスによくある宣伝文句］

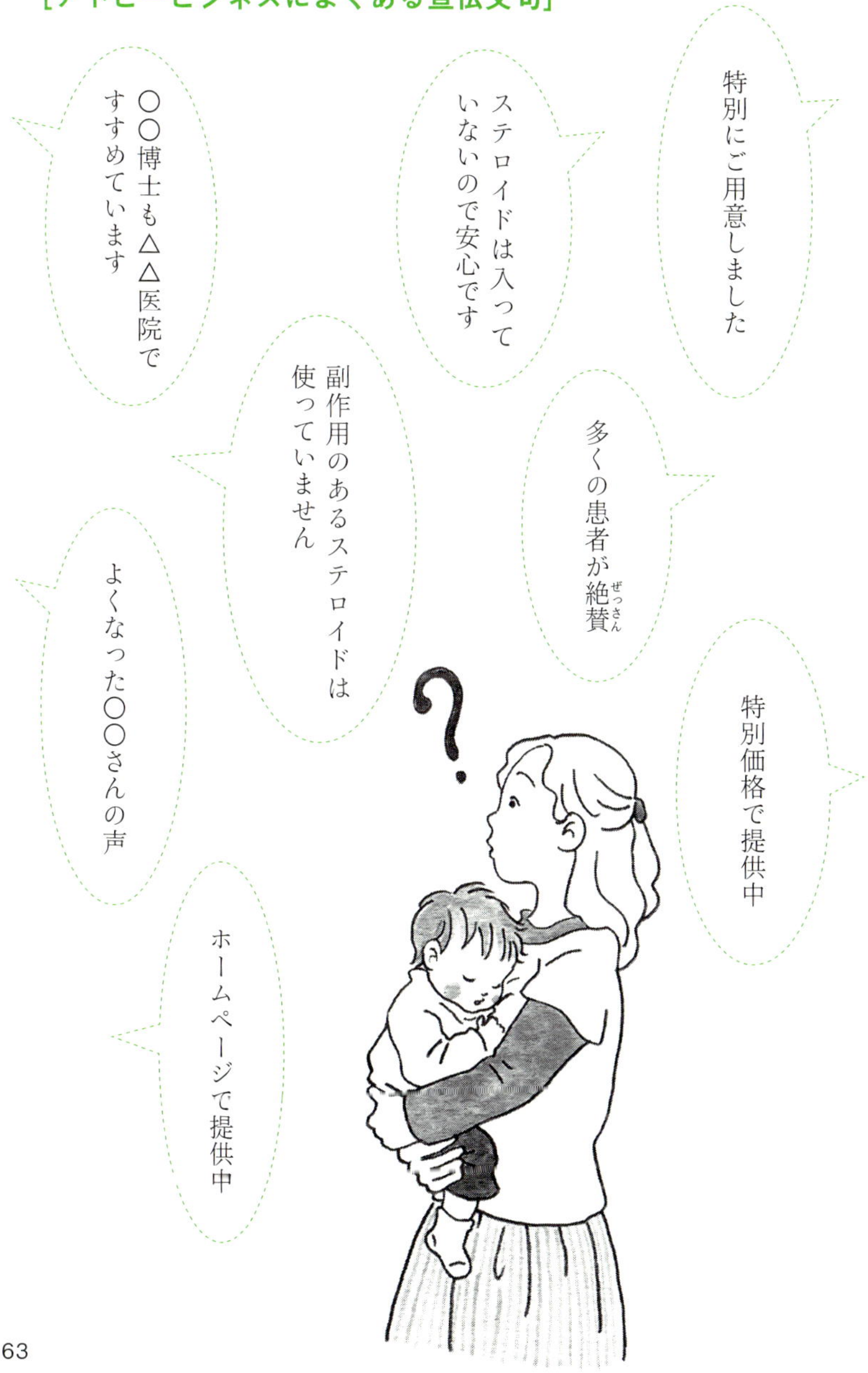
特別にご用意しました
ステロイドは入っていないので安心です
○○博士も△△医院ですすめています
多くの患者が絶賛《ぜっさん》
副作用のあるステロイドは使っていません
特別価格で提供中
よくなった○○さんの声
ホームページで提供中

いいお医者さんの選び方は？

親切さだけではなく、適切な治療かどうかの判断を。

話をたくさん聞いてくれるから、ではなく、ガイドラインにそった治療かどうかが大事です。

← くわしくは、159ページへ

［お子さんの状態と治療を理解するために］

あなたの主治医は、説明をきちんとしてくれていますか？
説明がなければ、こちらから聞いてみましょう

⦿うちの子の重症度《じゅうしょうど》は、どのくらいですか

⦿治療の見通しを教えてください

⦿処方《しょほう》されたステロイド外用薬の強さはどのくらいですか

⦿ステロイド外用薬はどのくらいの量を、どのくらいの面積にぬればよいですか

⦿ステロイド外用薬はいつ、どのようにやめるのですか

⦿スキンケアはどのようにすればよいですか

ひとりで悩まないで、こんなことも主治医に伝えましょう

⦿いちばん困っていることは何か
・子どもがかゆがって眠れない　・自分が眠れない
・つらくて子どもをどなってしまう
など、悩みを伝えましょう

⦿とりあえず、どうしたいか
これで治療の方針が決まります。
医師と自分で、治療目標を共有しましょう

⦿家族のサポートはどのくらい得られているか

【第二部】

1章

アトピー性皮《ひ》膚《ふ》炎《えん》を理解しましょう

どんな病気なの？

わが子がアトピー性皮膚炎《ひふえん》と診断《しんだん》されて「大変なことになった」と心配される方がたくさんいます。でも大丈夫、安心してください。病気の姿がわかり、治療も大きく進歩しました。

これから述べることにしっかりと取り組んでいただくことで、アトピー性皮膚炎はいまや、症状《しょうじょう》なくふつうに暮らすことをめざせる病気になりました。この本の中でわたしといっしょに理解を深め、正しく対応していきましょう。

「アトピー性皮膚炎」をわかりやすく言えば、**長く続く湿疹《しっしん》**です。また、その湿疹にはいろいろな特徴があります。

・赤くなる
・ガサガサする

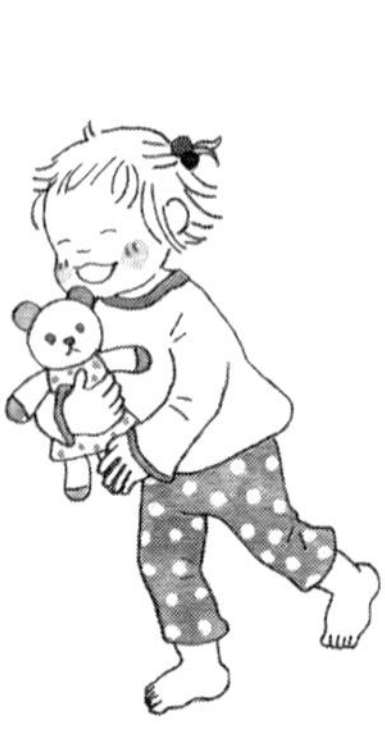

・皮膚《ひふ》がもり上がる
・汁が出る
・皮膚がかたくなってゴワゴワする　など
（↓170ページ「アトピー性皮膚炎の主な症状」）


ガサガサになるのは、後でくわしく述べるドライスキンの状態から出た湿疹です。

また、ゴワゴワするのは、赤ちゃんにはあまり見られませんが、炎症《えんしょう》をくり返すうちに、皮膚の構造が変わって厚ぼったく、かたくなった状態です。

これを苔癬化《たいせんか》といい、象《ぞう》の皮膚のようにかたくなった状態を表します。

どの湿疹でも、必ずあるのが**「強いかゆみ」**です。もし、かゆくなければ、アトピー性皮膚炎とは診断されません。


アトピー性皮膚炎《ひふえん》は、かゆくて、長く続く湿疹《しっしん》

そして、ひどくなって、苔癬化《たいせんか》してしまうと、治るのに時間がかかります。大切なのは、そうなる前に適切な治療を始めることです。これから、その方法をお話ししますので、お子さんの症状を見直し、これまでの経過《けいか》を思い出しながら、読み進んでいただきたいと思います。

アトピー性皮膚炎《ひふえん》の診断《しんだん》

赤ちゃんや小さいお子さんには、よく湿疹《しっしん》が出ます。わが子に湿疹を発見したお父さん、お母さん方は、「アトピー性皮膚炎《ひふえん》かもしれない」と心配されることでしょう。

ただ、湿疹を見ても医師がすぐに「アトピー性皮膚炎」と診断《しんだん》することはありません。アトピー性皮膚炎の診断には、**ある程度長く**

湿疹が続いていること、かゆみがあること、という基準があるからです。

そう考えると、診断はされていないけれども、アトピー性皮膚炎と考えられる湿疹があるわけで、その症状《しょうじょう》には、次のような特徴があります。

・皮膚《ひふ》が乾燥《かんそう》した状態で、かゆみが出てきている
・「乳児湿疹《にゅうじしっしん》」と言われているけれど、くり返している
・2歳未満の赤ちゃんの場合はとくに、特定の食べ物を食べたときに湿疹が現れる

またアトピー性皮膚炎では、**年齢《ねんれい》によって出やすい場所がありま す。**（↓13ページ）

赤ちゃんの時期は、顔や頭の皮膚に赤い湿疹、ブツブツした湿疹

湿疹《しっしん》は、年齢によって出やすい場所がある

が出てきます。耳たぶのつけねにカサカサやじくじくが出ることもよくあります。

幼児期、学童期になると顔から首、ひじの内側、ひざの裏側など関節の曲げる部分に赤い湿疹が出始めます。

そして、これがしばらく続いていると、苔癬化《たいせんか》といって、かたくゴワゴワした湿疹に変わり、全身に広がることがあります。また、**季節によって重症化《じゅうしょうか》する**こともあります。寒い時期は、ふつうの人でも皮膚が乾燥し、カサカサします。アトピー性皮膚炎の人は、皮脂《ひし》の分泌《ぶんぴつ》が少ないため、皮膚の乾燥が進み、湿疹が悪化しやすくなります。

逆に、暖かくなると汗をかきます。それが刺激《しげき》になり、また、皮膚にすんでいる黄色《おうしょく》ブドウ球菌《きゅうきん》が増えやすくなることから、湿疹がじくじくしたり、とびひなどの感染《かんせん》をともなって悪化したり、ということもしばしば起こります。

ここまでの話を整理すると、湿疹ができても、それは急性湿疹か、赤ちゃんだったら乳児湿疹かもしれません。ある時点だけで見ても、ほかの湿疹と判断がつきにくいため、医師は、しばらく経過《けいか》を見ます。そして湿疹が長く続くようであれば、「アトピー性皮膚炎かもしれない」ということになるのです。

「長く続く」とは、**赤ちゃんで2カ月以上、子どもや成人は6カ月以上**とされています（日本アレルギー学会『アトピー性皮膚炎診療ガイドライン２００９』など）。ただ、患者さんにとっては経過を見て診断されることよりも、早く治療してもらいたいと思いますよね。

大切なのは、**アトピー性皮膚炎と診断がつく前から、医師の指示に従って治療を始める**ことです。家庭では、湿疹が長引いてきたら、アトピー性皮膚炎にならないように、後で述べる**スキンケア**をしっかりと行うことがポイントになります。

赤ちゃんは2カ月以上、子ども・成人は6カ月以上
湿疹《しっしん》が続くとアトピー性皮膚炎《ひふえん》と診断《しんだん》

アトピー性皮膚炎以外の、赤ちゃんによくある皮膚《ひふ》の病気

⦿**とびひ** ―― 黄色《おうしょく》ブドウ球菌《きゅうきん》による感染症《かんせんしょう》
⦿**水イボ** ―― ウイルスによる感染症
⦿**脂漏性湿疹《しろうせいしっしん》** ―― 皮脂《ひし》の分泌《ぶんぴつ》が活発な時期にできる赤いカサカサ
⦿**急性湿疹《きゅうせいしっしん》、乳児湿疹《にゅうじしっしん》** ―― 食べこぼしや皮膚の乾燥《かんそう》などによってできる赤いポツポツ
⦿**じんましん、血管浮腫《けっかんふしゅ》** ―― 食物アレルギーなどが原因
⦿**血管腫《けっかんしゅ》** ―― 血管の細胞《さいぼう》が増えておきる。赤あざとも呼ばれる

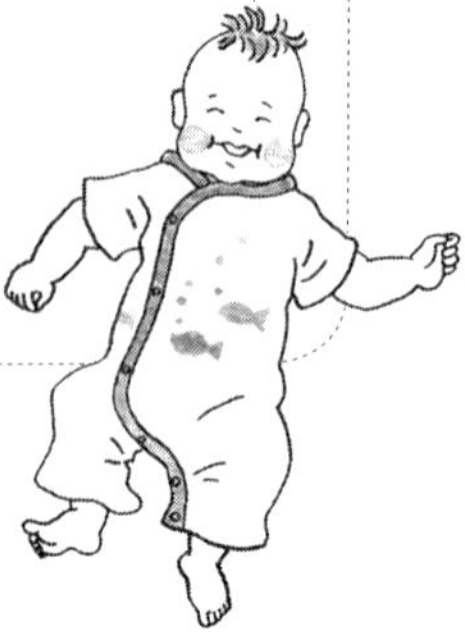

（どんな人がなるの？）

アトピー性皮膚炎《ひふえん》は、めずらしい病気ではありません。
とくに小さいお子さんに多く、**10人に1人くらいがアトピー性皮**

膚炎ではないかと言われています。10人に1人というのは、病気のなかでは少ない数字ではありません。

地域によっても傾向があります。小学生の場合は、北海道や東北などの寒い地域で多いことが２００８年の調査（厚生労働科学研究）でわかりました。寒さで乾燥《かんそう》してドライスキンになりやすいと考えられています。

ところが、中学生ぐらいになると地域差があまりなくなります。洋服が汗やほこりで汚れたり、自分でかいてしまったりという、ほかの要因が増えてくるからと考えられています。

みなさん、「アレルギーマーチ」という言葉を聞いたことはないでしょうか。

アレルギーの病気には、ぜんそく、食物アレルギー、アトピー性皮膚炎、アレルギー性鼻炎やアレルギー性結膜炎《けつまくえん》などがあり、一人の人に次から次へと症状《しょうじょう》が現れることを指しています。

日本人の３人に１人が、何らかのアレルギー

赤ちゃんのときは「食物アレルギー」、3歳ぐらいになると「アトピー性皮膚炎」、小学校に入るころになったら、今度は「ぜんそく」が出てきたという話をよく聞きます。

アレルギーの病気は、食物アレルギーとアトピー性皮膚炎などと、**合併《がっぺい》することが多く、また、成長につれて次々とアレルギーの病気が変わっていく**ため、「アレルギーマーチ」（行進のように、次から次へ、というイメージですね）と呼ばれています。

また、**日本では、大体3人に1人は何らかのアレルギー症状をもっています。**

5〜9歳および10〜14歳で42・7%、15〜19歳で37・9%、全体だと35・9%にアレルギー症状があることが厚生労働省の調査でわかりました（2003年　保健福祉動向調査）。

一方、治療の現場からみると、アトピー性皮膚炎はアレルギーの病気のなかでも治療の混乱が多く、その分、困っている患者さんが

「遺伝《いでん》」だけで発症《はっしょう》するとは限らない

多い病気でもあります。

そうならないためにも、まずは病気のことを正しく理解することが大切なのです。

遺伝《いでん》するの？

自分がアトピー性皮膚炎《ひふえん》だったから、お子さんもアトピー性皮膚炎になったと自分を責めたことはありませんか。たしかに、現在の研究では、アレルギーを発症《はっしょう》しやすい遺伝子を、子どもは親から受け継《つ》いでいることがわかっています。

しかし仮に**アレルギー体質のお子さんでも、それだけでアトピー性皮膚炎を発症するわけではありません。**アレルギーを引き起こす原因となる刺激物《しげきぶつ》（アレルゲン）にたくさん触《ふ》れたときなど、つまり**環**《かん》

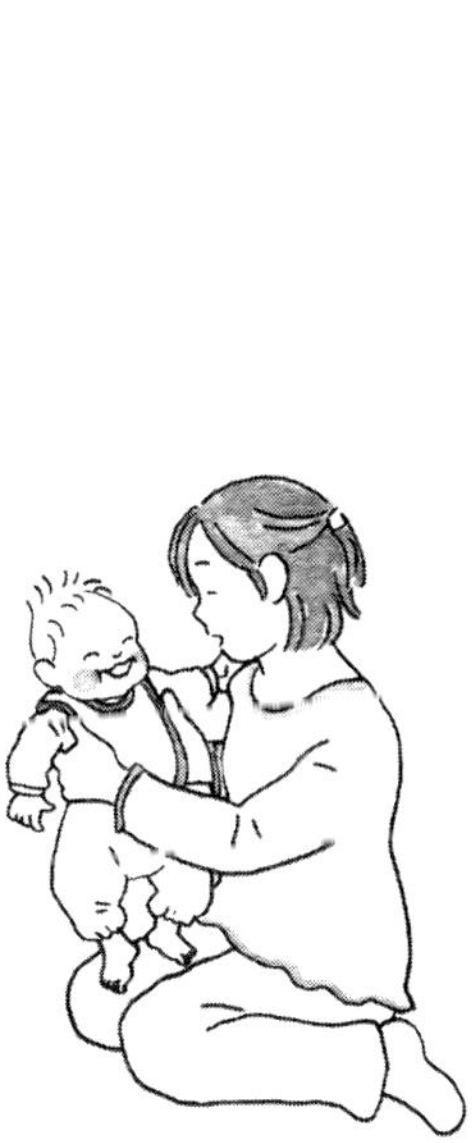

境《きょう》によるのです。

アレルギーの病気がこれだけ増えた今、アトピー性皮膚炎は、子どもの病気としては、ありふれた病気になりました。**きちんと治療すれば、ほとんどの人が症状《しょうじょう》なく暮らせるようになる**のですから、遺伝であるかどうかを気にする必要はありません。よく「うちはアレルギーの家系ではない」と嫁《とつ》ぎ先から言われたなどという話を聞きますが、いやな思いをさせるだけで何の意味もありません。

増えているの？

アトピー性皮膚炎《ひふえん》という言葉、昔に比べてよく耳にするようになったと思いませんか。実際、ひと昔前より、アレルギーやアトピー性皮膚炎の子どもは増えています。

入学してくる医学部の学生の血液をとって、どれくらいの人がアレルギーの抗体《こうたい》をもっているか、調べたデータがあります。

１９７０年代の調査では、花粉、ダニ、ほこり、カビ、動物のフケや毛などのアレルゲンに対して、発症《はっしょう》させる〝スイッチ〟（ＩｇＥ《アイジーイー》抗体《こうたい》）を体内にもっている人の割合は15〜20％でしたが、最近の大学生では95％まで数字が上がってきています。

つまり、**今の20歳以下の日本人は、成人するまでの間にほとんどがアレルギー体質になる**ことになります。

ここからは、少し説明がむずかしくなりますから、読み飛ばしてくださってもかまいません。

これほどまでにアレルギーが急増《きゅうぞう》した原因として、むずかしい言葉で、「衛生仮説《えいせいかせつ》」という説があります。**〝きれいになりすぎたのが原因〟**という考え方です。

人間を含めすべての生き物には、外から体に侵入《しんにゅう》する細菌《さいきん》や異物《いぶつ》

20歳以下の95%はアレルギー体質

から、自分を守る「免疫《めんえき》」というシステムが備わっています。ハエが汚いところにとまっても病気にならないのも、植物が傷ついたときに樹液《じゅえき》を出して傷口をかためるのも、すべて免疫の働きのおかげです。

人間の場合、ハエなど比べものにならない高度に進化した免疫システムをもっています。あまりに複雑で、今の研究でも詳細《しょうさい》はまだわかっていないくらいです。

アレルギーの〝スイッチ〟は、じつは、この**免疫機能《めんえききのう》のバランスの違い**によってつくり出されます。これが、後でくわしく説明するIgE抗体です。

人間はかつて、結核《けっかく》などの感染症《かんせんしょう》と絶えずたたかっていました。赤ちゃんは不衛生《ふえいせい》な環境《かんきょう》に生まれ、バイ菌や毒素《どくそ》の中で育ってきました。

そうすると、免疫システムはバイ菌とたたかうために必要な免疫《めんえき》抗体《こうたい》（ＩｇＧ抗体《アイジージーこうたい》やＩｇＭ抗体《アイジーエムこうたい》といいます）をつくるのに忙しく、アレルギーの抗体（ＩｇＥ抗体）をつくる余裕はありませんでした。

ところが人類がここ１００年間で築《きず》いた環境は、昔とは大きく変わりました。工業が発達し、街も人も清潔《せいけつ》になりました。感染症をおさえる抗生物質《こうせいぶっしつ》もでき、免疫は感染症のために働く必要が減ってきました。

「衛生仮説」は、そうした環境の変化を背景に、免疫システムのバランスが変わり、ＩｇＥ抗体をつくりやすくなっていることが、アレルギーの増加に深くかかわっている、という考え方です。

実際、アトピー性皮膚炎は先進国に多く、現代病といわれる理由もそこにあります。

環境《かんきょう》がきれいになりすぎたのが原因の一つかもしれない

発症《はっしょう》の大きな要因は「バリア機能《きのう》障害《しょうがい》」

アトピー性皮膚炎《ひふえん》は、ダニ、汗、食べ物、ストレスなどいろいろな刺激《しげき》が引き起こすアレルギーの病気ですが、**どの刺激に反応するかは人によって違います。**

ですが、アトピー性皮膚炎を発症《はっしょう》する人に共通していることがあります。少しむずかしい言い方ですが、皮膚《ひふ》や粘膜《ねんまく》の「バリア機能《きのう》障害《しょうがい》」が深くかかわっています。

皮膚は、人間のあらゆる臓器《ぞうき》を外界《がいかい》から守ってくれる「バリア」の役割を果たしています。胃や腸などの消化管《しょうかかん》も、体内にありますが、口を通って外から入ってきた食べ物と、他の臓器との境目《さかいめ》になっていますので、外界と接するバリアといえます。気管も外の空気が通りますので、同じ意味でやはりバリアの機能をもっています（体の

発症《はっしょう》のきっかけは、ドライスキン

中に外がある、というわけです）。

皮膚はその中でも絶えず紫外線《しがいせん》やバイ菌などにさらされています。言ってみれば常に過酷《かこく》な状態におかれていますので、お手入れ（スキンケア）をしてあげないとすぐに傷《いた》んでしまいます。

ここで、皮膚がつくられる仕組みを簡単に説明しましょう。下の皮膚の断面図をご覧ください。

皮膚は、外気に触《ふ》れている表面の細胞《さいぼう》から傷み、下から新しい細胞がどんどん上がってきて再生されます。そのとき、皮膚の外側の細胞は傷みが進むと死んでしまい、その死んだ細胞が重なって角層《かくそう》をつくっています。死んだ細胞は乾《かわ》きやすいので、皮脂腺《ひしせん》が脂《あぶら》（セラミドなど）を出してすき間を埋《う》めています。

ふつうの皮膚では、この角層の細胞と脂がバリア

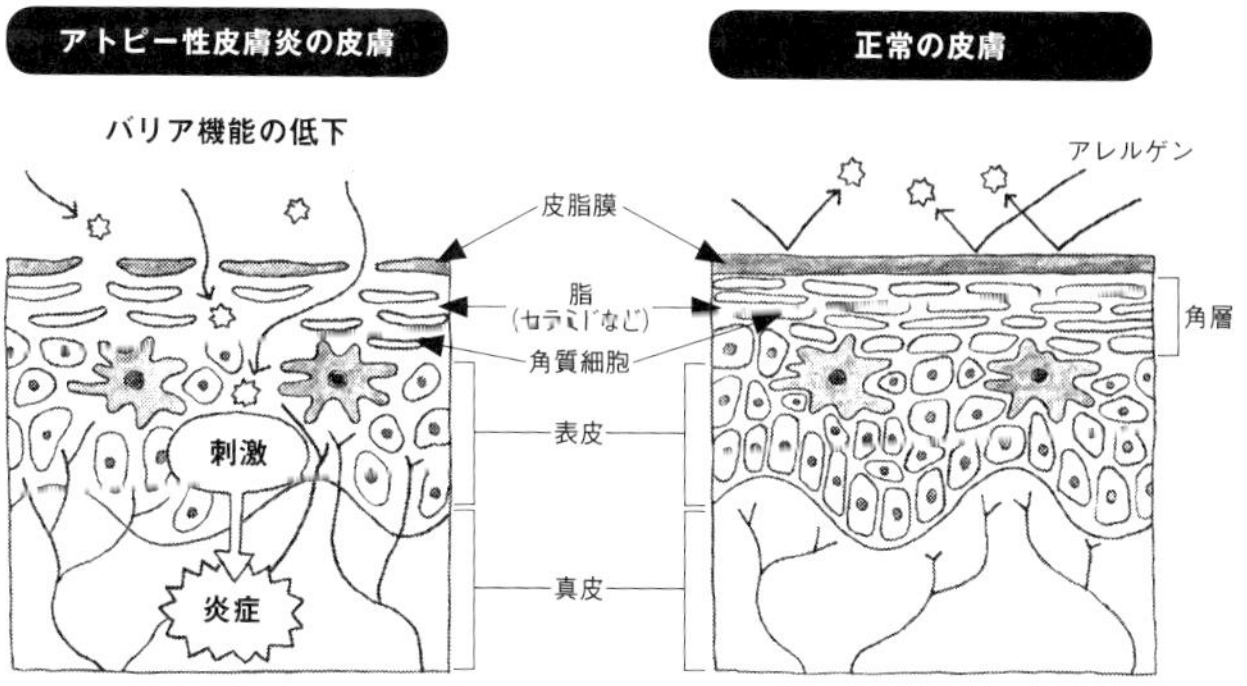

の役割を果たして、外からの刺激物が簡単に中に入ってこない仕組みになっているのです。

ところがアトピー性皮膚炎になる人の肌《はだ》は、このバリアをうまくつくることができません。皮脂の量が足りなくて、細胞の間はすき間だらけでカサカサになる。この状態を**「ドライスキン」**といいます。

こうなってしまうと、ダニやほこりなど、外からの刺激物はいとも簡単に体の中に侵入《しんにゅう》します。すると、皮膚の下で待ちかまえていたアレルギーの抗体（IgE抗体《アイジーイーこうたい》）が、スイッチが入るように反応し炎《えん》症《しょう》を引き起こす、これがアトピー性皮膚炎なのです。

赤ちゃんや小さい子どもにアトピー性皮膚炎が多いのは、成長が未熟なため、皮脂腺からの分泌《ぶんぴつ》が少なくてバリアを上手につくれない、つまり、ドライスキンになりやすいことが大きな理由です。

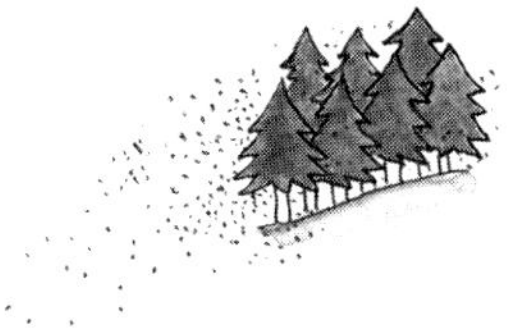

症状《しょうじょう》を引き起こす刺激物《しげきぶつ》

ただ、「刺激物《しげきぶつ》」とひと言でいっても、わたしたちの身のまわりは、**ダニ、ほこり、カビ、汗、花粉、食べ物……**など、刺激物だらけです。そのうちのどの刺激物が、お子さんのアレルギーを引き起こしているのかは、一人ひとりで違います。

他のアレルギーの病気、たとえばスギ花粉症の場合はシンプルで、スギ花粉に対する抗《こう》体《たい》をもっている人は、スギ花粉が体に入りこむことで、アレルギー性鼻《び》炎《えん》になります。この場合、症状《しょうじょう》はスギ花粉がなければ起きません。

アトピー性皮《ひ》膚《ふ》炎《えん》やぜんそくの場合は、もっと複雑です。原因となる刺激物が人によって違いますし、一つであるとも限りません。

さらに、**季節や年齢によっても変わり**ます。

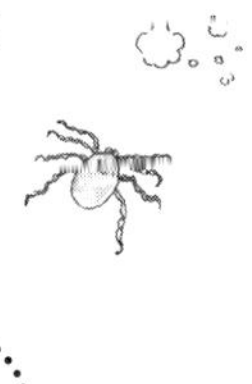

刺激物《しげきぶつ》（アレルゲン）は、人によってさまざま

免疫《めんえき》の仕組みについてのお話は、80ページでもしましたね。

本来なら、バイ菌など人にとって有害な外敵《がいてき》とたたかうはずの免疫が、人間にほとんど無害《むがい》な花粉、ダニ、ほこりなどを外敵と勘違《かんちが》いして、強力な免疫抗体《めんえきこうたい》＝ＩｇＥ《アイジーイー》抗体《こうたい》をつくりだします（なぜ勘違いしてしまうかは、まだわかっていません。その研究はいまも進められています）。

このＩｇＥ抗体は、ダニならダニのＩｇＥ抗体、スギ花粉ならスギ花粉のＩｇＥ抗体と、いくつも種類があります。抗体は「Ｙ」の字のような形をしていますが、それぞれ少しずつ形が違っています。

アレルギー体質の人は、そのいくつもの種類のＩｇＥ抗体が皮膚や粘膜《ねんまく》の下でたくさん待機しています。もう少しくわしく説明すると、ＩｇＥ抗体がつくられると、人の皮膚の下に一定間隔《かんかく》にある「マスト細胞《さいぼう》（肥満細胞）」という細胞にくっついて、アレルギーの〝スイッチ〟が入る準備を整えています。

診断《しんだん》のためによく血液検査が行われますが、注意しなければいけ

環境や成長の段階が変わるたびに、アレルゲンの見直しが必要

ないのは、アレルギーの血液検査でわかるのは、患者さんがどのアレルゲンに対してIgE抗体をもっているか、ということだけで、実際に発症《はっしょう》することとは別であること。さらに発症・悪化因子《あっかいんし》は年齢とともに変わることです。

アトピー性皮膚炎を治療するためには、「いま」アレルギーの〝スイッチ〟を入れているアレルゲンがその中のどれかを、的確につきとめなくてはいけません。

そのため、**お子さんのアトピー性皮膚炎の発症・悪化因子を、環境や成長の段階が変わるごとに見直す必要があります。**

じっくり型のアレルギー

ここまでのお話で、アトピー性皮膚炎《ひふえん》は「かゆみが強くて、長く

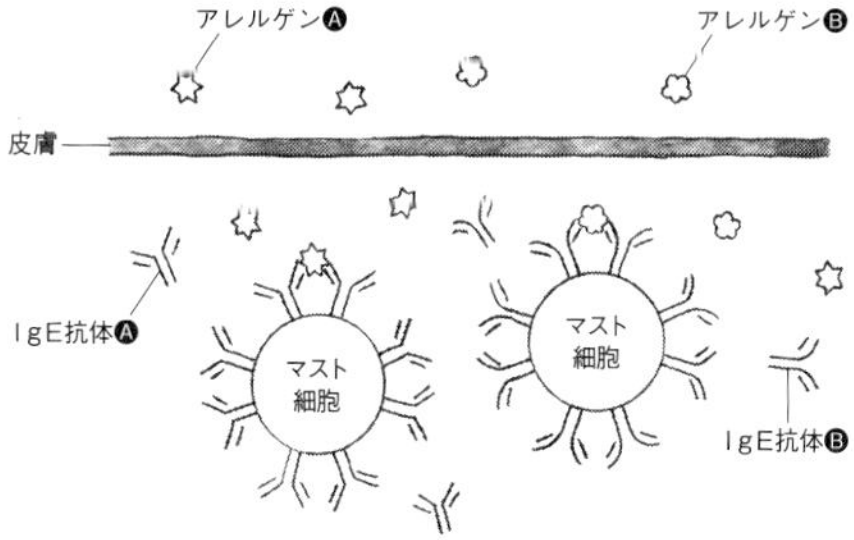

IgE抗体は、皮膚の下でマスト細胞にくっついて待機しています。そこにアレルゲンが入ってきてIgE抗体と結びつくと、アレルギーの〝スイッチ〟が入って発症します。

[アトピー性皮膚炎《ひふえん》に多い発症《はっしょう》・悪化因子《あっかいんし》]

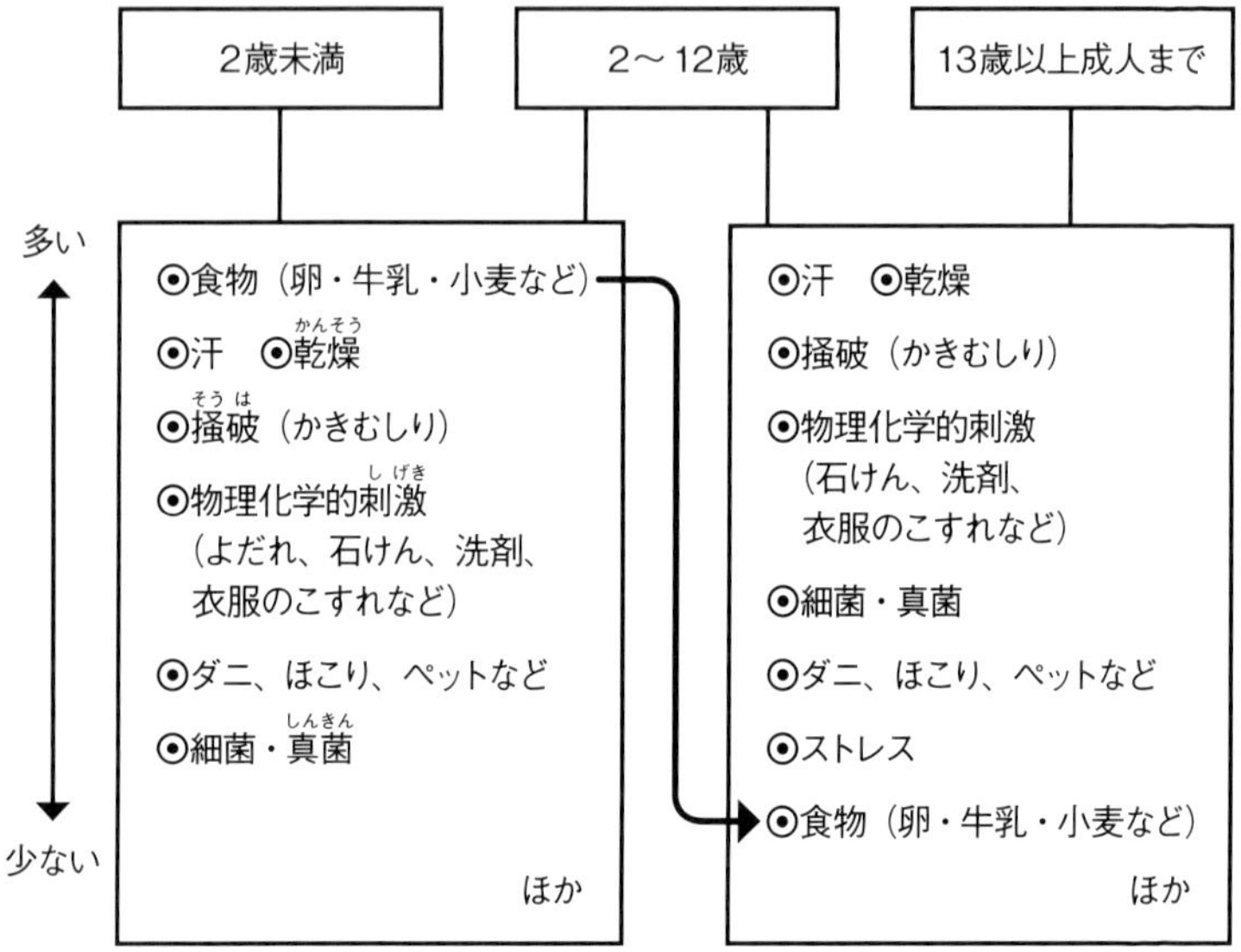

厚生労働科学研究『アトピー性皮膚炎治療ガイドライン 2008』より作成

発症《はっしょう》・悪化因子《あっかいんし》は、年齢によって変わります。たとえば、2歳未満に多い「食物」は、13歳以上になると、原因であることが少なくなります。

続く湿疹《しっしん》」という症状《しょうじょう》を特徴とする病気であり、発症《はっしょう》や悪化させる原因は、ダニ、ほこり、食べ物など、人によってさまざまであることをご理解いただけたと思います。

このように、**〝症状は明らかだけれど発症・悪化因子《あっかいんし》は人によって違う〟**という点では、じんましんに似ていますね。じんましんの原因も、食べ物、疲れ、ストレス、感染症《かんせんしょう》など、人によってさまざまだからです。

アトピー性皮膚炎とじんましんの違いは、経過の長さです。**じんましんは、はやく出て、はやく消えます**（ただし、じんましんそのものはアレルギーの症状ではないことが大半です）。これを医学用語で、「即時型《そくじがた》アレルギー反応」といいます。花粉症の人が花粉を吸いこむと、一《いっ》瞬《しゅん》で〝くしゅん〟となるのも、即時型の反応です。

即時型の場合、体内にあるIgE抗体《アイジーイーこうたい》に、外から侵入《しんにゅう》したアレルゲンがつくと、あっという間にかゆみを引き起こす成分であるヒス

症状《しょうじょう》が急に出てすぐにおさまる「即時型《そくじがた》」

タミンやロイコトリエンという物質が放出されます。

じつは、わたしたちの体は、ヒスタミンを分解する酵素《こうそ》を自分の体でつくっています。ところが一気に大量のヒスタミンが出てしまったときには間に合わず、分解がすぐには終わらないため、じんましんのような症状が出てしまうのです。

それでもヒスタミンは、一時間もすれば分解が終わりますので、多くの場合、症状もおさまります。

一方、**アトピー性皮膚炎のようなアレルギー症状は、「遅発型《ちはつがた》アレルギー反応」といって、じっくりと起こるタイプのアレルギー症状**です。

それは次のような仕組みです。アレルゲンが体の中に侵入すると、即時型《そくじがた》の反応と同時に、じつはじっくり型（遅発型）の反応も起こっています。じっくり型の反応は、「好酸球《こうさんきゅう》」という白血球の一種が、アレルゲンが入ってきたところにじわじわと集まってきて、悪さをする反応です。

悪さをするときの好酸球《こうさんきゅう》は、たとえて見れば、「爆弾《ばくだん》」を抱えた〝実行犯〟です。ふだんは、バイ菌をやっつけてくれるよい細胞なのですが、アレルゲンに刺激《しげき》されると、「爆弾」（酵素《こうそ》）を出して自分の体、具体的には皮膚《ひふ》や粘膜《ねんまく》を破壊《はかい》してしまいます（これが炎症《えんしょう》です）。

このアレルギーの反応が、早いタイプか、じっくり型か、その違いによって、使う薬も違います。

たとえば、「ヒスタミン」が出るじんましんには、抗《こう》ヒスタミン薬というのみ薬が有効です。そして、じわじわと集まる好酸球《こうさんきゅう》をおさえるためには、ステロイド薬がメインの治療薬となります。

アトピー性皮膚炎《ひふえん》の湿疹《しっしん》は、じわじわ出る「じっくり型」

［アレルギー反応のメカニズム　即時型《そくじがた》・遅発型《ちはつがた》と遅延型《ちえんがた》］

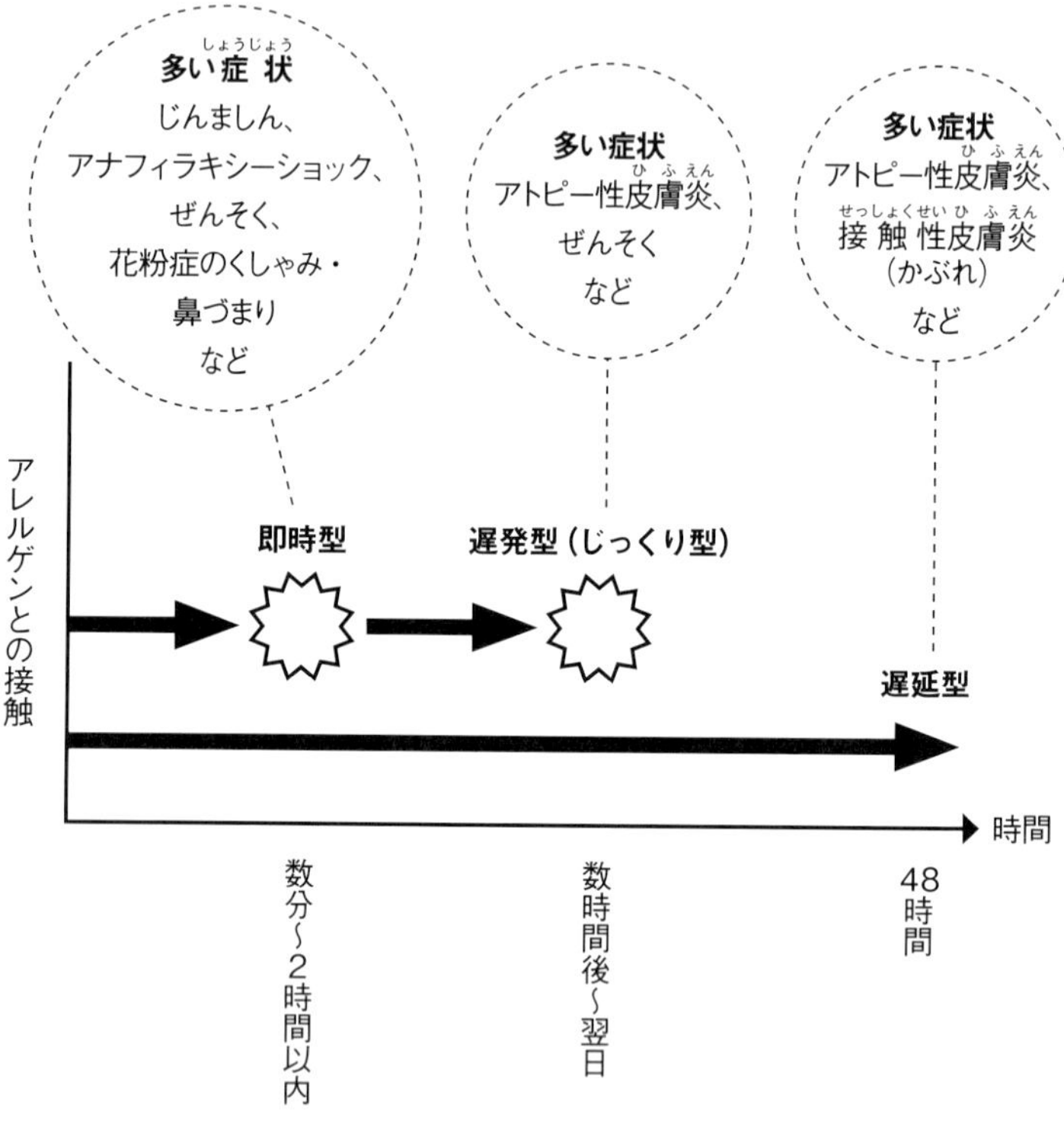

感作《かんさ》している人がアレルゲンに接触すると、すぐに即時型反応が起き、続いて数時間のうちに好酸球《こうさんきゅう》が集まって遅発型反応が起きます。さらに2日後ぐらいに、遅延型反応という反応が起きることもあります。

〔赤ちゃんと食物アレルギー〕

卵や牛乳、小麦などを食べると皮膚《ひふ》にブツブツが出る、だから食物がアトピー性皮膚炎《ひふえん》の原因だ、と熱心に食物制限を続けているお母さんをよく見かけます。

しかし、アトピー性皮膚炎＝食物アレルギー、と考えるのは間違いです。二つともアレルギーの病気ですが、別の病気と考えて、それぞれに対応する必要があります。

ただ、赤ちゃんでは、食物アレルギーがアトピー性皮膚炎を悪化させているケースが多いのも事実です。

それと同時に、あるいはまったく別に、汗やほこりなど食物以外の刺激物《しげきぶつ》がアトピー性皮膚炎の原因や悪化因子《あっかいんし》の場合もあります。

成長とともに原因や悪化因子は変わりますから、その時々の**みきわ**

「アトピー性皮膚炎《ひふえん》＝食物アレルギー」ではない

めが肝心《かんじん》です（↓88ページ）。

食物アレルギーは、赤ちゃんや小さい子どもがかかりやすい病気で、日本ではおおよそ10人に1人の割合と言われています。そして、小学生以降になると100人のうち1・3〜2・6人ほどに激減《げきげん》します。

乳幼児期に集中して起こるのは、主に体に備わった**食物の消化・吸収の仕組みが未成熟**なことによります。

学校で習ったことを思い出してください。わたしたちの体の中には、消化管《しょうかかん》といって、食べ物の通り道があります。

食べ物は口から入って食道、胃、十二指腸《じゅうにしちょう》、小腸、大腸を通って便になって、体の外に出ていきます。

この消化管を通るときに、たんぱく質は消化液《しょうかえき》で小さく分解されて、小腸の粘膜《ねんまく》を通過して体の中へ吸収されます（食べ物は、たんぱく質、脂肪《しぼう》、糖《とう》の3つに大きく分けられます。食物アレルギーを引き起こすのは、ほとんどがたんぱく質です）。ここでたんぱく質がきちんと小さく分解されれば、栄養素として体に吸収されて、異物《いぶつ》とみなされることはありません。

ところが、赤ちゃんは消化の力が未成熟です。

赤ちゃんに離乳食を与えているのは、十分に消化ができないから、ということはみなさんよくご存じですね。

ですから、卵などの食べ物が入ってくると、赤ちゃんの消化管は消化しきれず、大きなたんぱく質のまま粘膜を通過させてしまいます。すると体は「何か異物が入ってきた、これはまずい」と、アレルギーの抗体《こうたい》（IgE《アイジーイー》抗体《こうたい》）をつくり出してしまいます。

こうして、アレルギーの準備ができた状態になり（感作《かんさ》）、また次に同じ大きなたんぱく質が入ってくると、アレルギーを発症《はっしょう》してしまうのです。

ですが、**赤ちゃんも成長していくにつれて、消化の力が備わっていきます。**成長しても体の中の抗体そのものがなくなることはあり

赤ちゃんの食物アレルギーは、消化の力が未成熟のせい

ませんが、消化管がたんぱく質を小さく分解できるようになるので、抗体に結びつかなくなるのです。

ここで、みなさんに覚えておいていただきたいのは、「5カ月になったから卵を食べさせてもいい」などと一律に考えるのではなく、**お子さんの成長の頃合いを見て、あまり早く与えすぎないように注意する、**ということです。

[全年齢における原因食物]

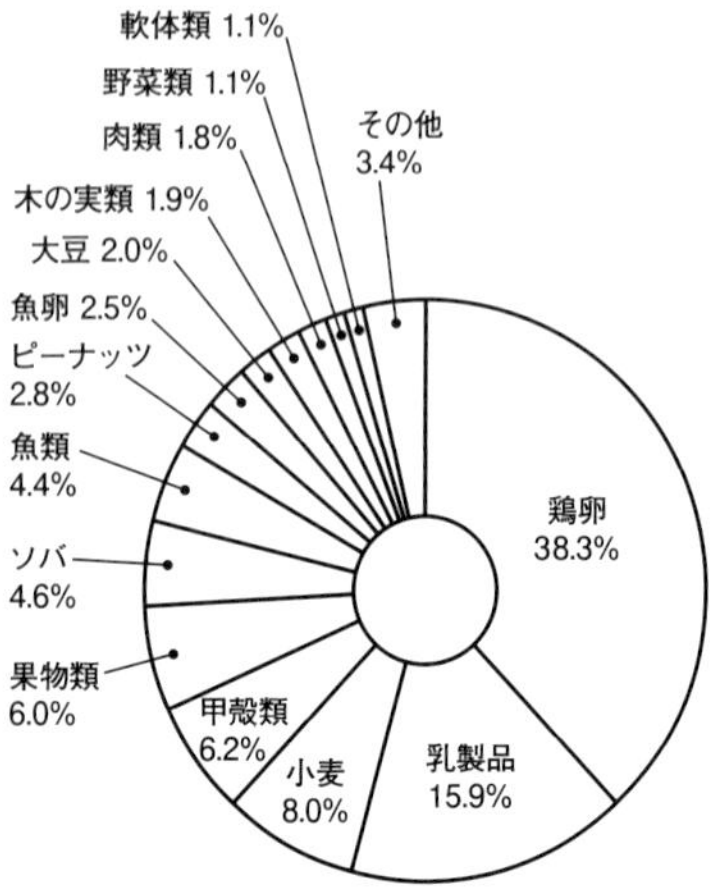

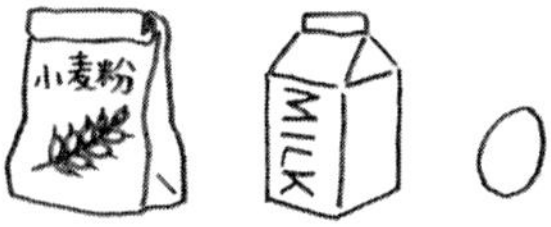

『食物アレルギーの診療の手引き 2008』より作成

アトピー性皮膚炎《ひふえん》と食物アレルギー

赤ちゃんの食物アレルギーは、消化の力が未成熟なことから起こることをご理解いただけたでしょうか。ですから、食物アレルギーが赤ちゃんのアトピー性皮膚炎《ひふえん》を悪化させているというケースは多いものの、消化の力がついてくる2歳をすぎると、食物が原因・悪《あっ》化因子《かいんし》というケースは少なくなっていきます（↓88ページ）。**気をつけなくてはいけないのは、アトピー性皮膚炎が治らないからと、必要のない食物まで、いつまでも制限してしまうケースです。**

1歳ぐらいで離乳食を食べると、ポツポツと湿疹《しっしん》ができることはよくあります。そこで、血液検査をしてみたら、卵、牛乳、小麦で陽性《ようせい》だった（IgE《アイジーイー》抗体《こうたい》の数値が高かった）。その結果だけで、医師から、「しばらく食べるのをやめておきましょう」と誤《あやま》った指導をされること

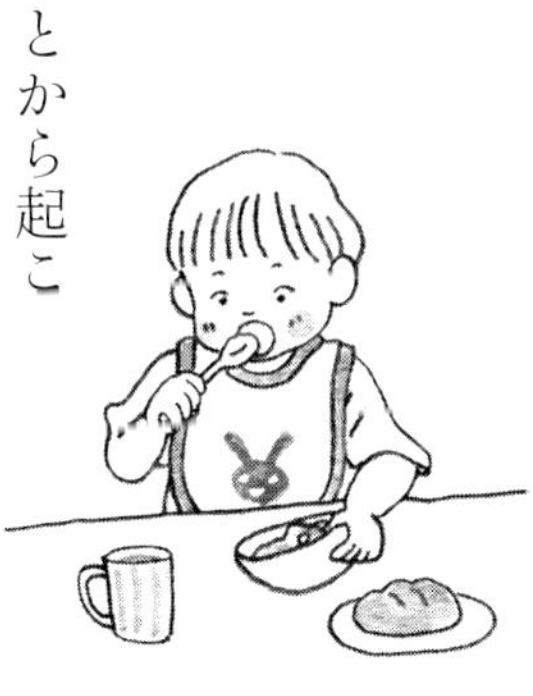

血液検査で陽性《ようせい》でも、すぐに食物制限を始めるのは間違い

があります。

それだけでも問題なのに、食事の除去《じょきょ》は、薬の使用と違って、病院に行かなくても、いつまでもできてしまうところに落とし穴があります。

その結果、言われたままに半年や1年、あるいは小学校に入学してもまだ除去を続けているお母さんが、じつは驚くほどたくさんいらっしゃいます。それは不必要な食物除去であるばかりか、成長に影響してしまうことさえあります。

また、中には除去食《じょきょしょく》（アレルギーの原因の食べ物をのぞいた食事のことです）をつくることに全精力《ぜんせいりょく》をかたむけてしまい、正しい情報に目が向かなくなったり、疲れはててしまったりしているお母さんがいて、心が痛みます。本当の原因が見えておらずに、いつまでたってもアトピー性皮膚炎が治らないと悩んでいるのです。

くり返しますが、**血液検査で陽性《ようせい》だったからといって、それだけ**

で食物を除去してしまうのは、間違いです。

アトピー性皮膚炎と食物アレルギーは別の病気なのですから、まずアトピー性皮膚炎の治療をしっかりと行います。そして、その後でなければ、食物アレルギーの診断はできないと知ることが大切です。

たとえば卵が疑《うたが》わしい場合でも、いきなり「卵を食べてはいけません」と食物を除去してしまうのではなく、まず、**皮膚の治療をしっかりと行う**のが、医師の正しい治療の進め方です。

そのうえで、皮膚の状態がよくなってもまだ、ある特定のものを食べると湿疹が出るようであれば、そこで初めて食事の制限を指導することになります。

お子さんの成長のためには、食物除去を行うときは正確な診断《しんだん》に基づいて、必要最小限の除去で、見直しをきちんと行うことが基本であることを覚えておきましょう。

血液検査だけでは、原因は特定できない

アレルギーの検査

ここでは、アレルギーの原因を見つける一般的な検査方法を説明します。

①Ｉｇ《アイジーイー》Ｅ抗体《こうたい》の検査

アレルゲンを見つけるための一般的な検査は、ＩｇＥ抗体の量を測る**血液検査**です。

ＩｇＥ抗体には、卵なら卵のＩｇＥ抗体、ダニならダニのＩｇＥ抗体、スギ花粉ならスギ花粉のＩｇＥ抗体があり、血液の中を流れています。

血液検査では、１００項目以上の抗体《こうたい》の量を調べることができますが、小さいお子さんの場合、卵、牛乳、小麦、ダニなど、ある程

ＩｇＥ抗体検査（血液検査）の結果表サンプル

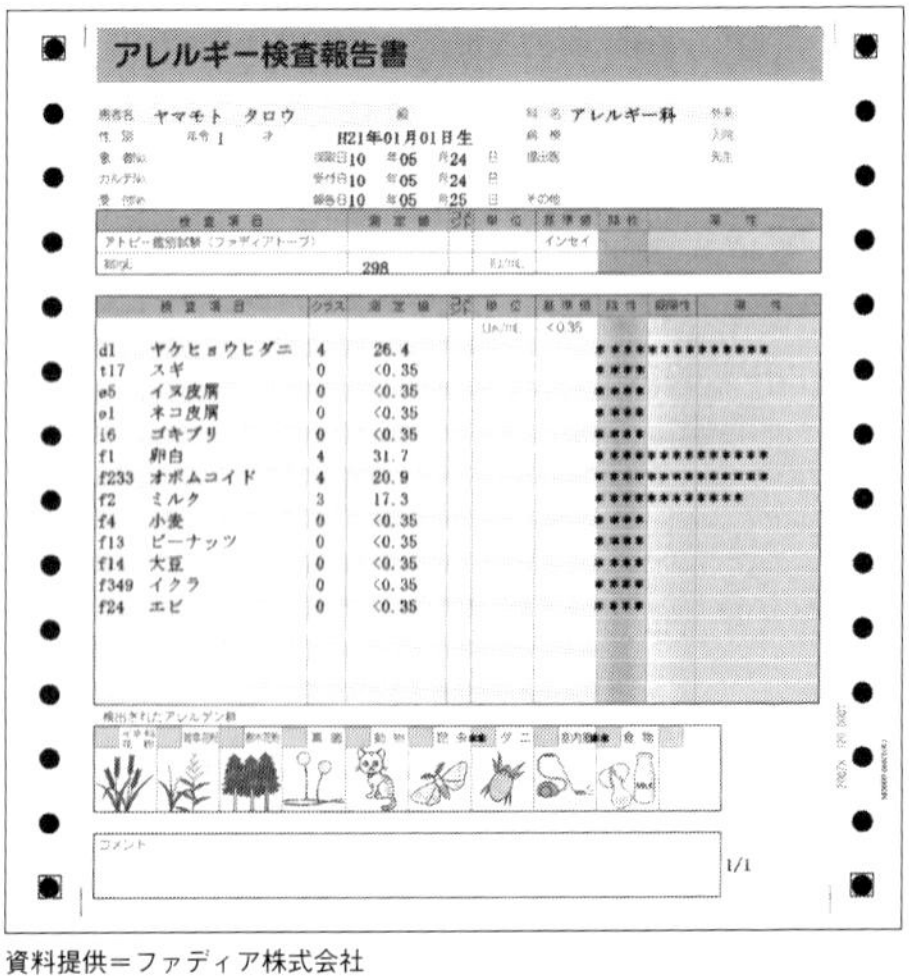
アレルギー検査報告書

患者名　ヤマモト　タロウ
科名　アレルギー科
H21年01月01日生
10 05 24
10 05 24
10 05 25

検査項目	測定値	単位	基準値
アトピー鑑別試験（ファディアトープ）			インセイ
	298		

	検査項目	クラス	測定値	単位	基準値
				UA/ml	<0.35
d1	ヤケヒョウヒダニ	4	26.4		
t17	スギ	0	<0.35		
e5	イヌ皮屑	0	<0.35		
e1	ネコ皮屑	0	<0.35		
i6	ゴキブリ	0	<0.35		
f1	卵白	4	31.7		
f233	オボムコイド	4	20.9		
f2	ミルク	3	17.3		
f4	小麦	0	<0.35		
f13	ピーナッツ	0	<0.35		
f14	大豆	0	<0.35		
f349	イクラ	0	<0.35		
f24	エビ	0	<0.35		

検出されたアレルゲン群

コメント

1/1

資料提供＝ファディア株式会社

度可能性が高いものを予測して検査します。スギ花粉の季節ならスギ花粉、ネコを飼っていればネコのフケや毛なども調べます。

検査の結果、食べ物以外のダニやペットなど環境性のもので「陽《よう》性《せい》」（IgE抗体の数値がふつうより高い状態）だった場合は、直接皮膚《ひふ》に影響するのでそれが原因と考え、検査結果に基づいて対応します。

ただ、食物のアレルゲンについては、これで「陽性」であったとしても、感作《かんさ》している（発症《はっしょう》の可能性がある）状態というだけで、実際に症状《しょうじょう》が出るかどうかはわからないことは前に述べた通りです。

血液検査の結果は目安にすぎず、検査結果だけで、たとえば「あなたは卵アレルギーです」と答えを出すことはできません。実際、1歳前後のお子さんを調べると、3〜4割の子が卵のIgE抗体をもっています。しかし、みんなが発症するというわけではなく、**発症するのは数%**にとどまります。

血液検査で「陽性《ようせい》」＝アレルギーの準備ができた状態

②皮膚《ひふ》テスト

皮膚テストは、疑《うたが》わしいアレルゲンを実際に皮膚にしみこませて反応をたしかめる方法です。

たとえば、皮膚に一滴だけ牛乳を薄めた液をたらし、針で軽く傷つけて皮膚のバリアを壊《こわ》します。皮膚の下のＩｇＥ抗体と反応して、じんましんのように赤くはれてくれば「陽性」と判断する検査です。

ただ、血液検査と同様、赤くはれたからといって、それだけで「食物アレルギーの原因は牛乳です」と診断《しんだん》するのは間違いです。これは皮膚が、どの程度敏感《びんかん》かを調べる検査だからです。

食物アレルギーは消化管《しょうかかん》のバリアが問題になるので、たとえ皮膚テストが陽性であっても、食物アレルギーであるとは限りません。

ほかにも、ヒスタミン遊離《ゆうり》検査があります。

ここでお伝えしたかったのは、**血液検査の結果だけでは必ずしも**

アレルギーの正しい診断はできないということです。

お子さんに、いつ、どこで、どんな症状が出たか、そのときの体調はどうだったのか、みなさんと医師が力を合わせて、くわしく問《もん》診《しん》をすることが治療の出発点です。

【第二部】

2章

アトピー性皮膚炎《ひふえん》の治療

アトピー性皮膚炎《ひふえん》の治療

みなさん、アトピー性皮膚炎《ひふえん》はとても治りにくい病気というイメージがありませんか。

たしかに治療には、**ある程度の時間と根気が必要**です。しかし、**適切に対処することで、症状《しょうじょう》なくふつうに暮らせるようになることをめざせる病気なのです。**

「衛生仮説《えいせいかせつ》」のところ（79ページ）でお話ししたように、いまの子どもたちのほとんどはアレルギー体質です。そこにこれまで説明してきた**「皮膚《ひふ》のバリア機能障害《きのうしょうがい》」「アレルギー性の炎症反応《えんしょうはんのう》」「さまざまな刺激」**が重なり合い、アトピー性皮膚炎は起こります。

従って治療では、その三つの要因それぞれに対策を行うことが必要になります。

その三つの対策とは

□**バリア機能を修復し、皮膚を保護する「スキンケア」**

□**アレルギー性の炎症《えんしょう》を薬でおさえる「薬物療法《やくぶつりょうほう》」**

□**原因・悪化因子《あっかいんし》をとりのぞく**

です。これが**「治療の三本柱」**です。

[治療の三本柱]

ていねいな「スキンケア」

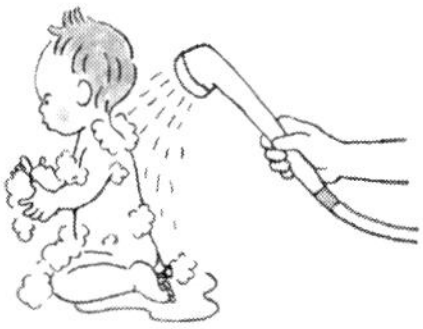

薬を正しくぬる「薬物療法」

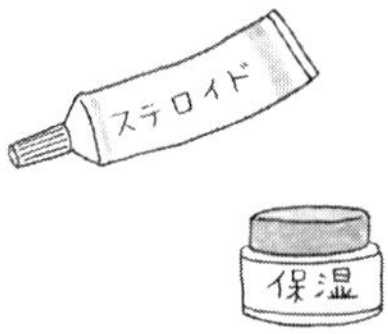

原因・悪化因子をとりのぞく

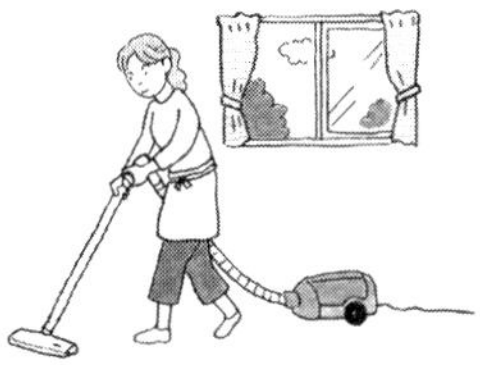

治療の基本は、「スキンケア」「薬物療法《やくぶつりょうほう》」「原因・悪化因子《あっかいんし》をとりのぞく」の「三本柱」をしっかりと行うこと

この中のどれか一つだけ行ってもうまくいきません。

たとえば、入浴と保湿でスキンケアをがんばっても、ダニ対策や汗の対策を怠《おこた》ったり、薬物療法で炎症が十分におさまっていなかったりすれば、治療はうまくいきません。

「治療の三本柱」をそれぞれきちんと行うことが大切なのです。

スキンケアのしかたＱ＆Ａ

最初に「治療の三本柱」の最初の柱、「スキンケア」についてお話しします。

思い出していただきたいのですが、アトピー性皮膚炎《ひふえん》を発症《はっしょう》する最初のきっかけは、皮膚《ひふ》のバリア機能障害《きのうしょうがい》、つまりドライスキンであることを前に説明しました。

考えてみれば、**アレルゲンなどの刺激物《しげきぶつ》が皮膚のすき間から入ってこなければ、アレルギー反応は起こらない**わけですから、しっかりスキンケアをして、繊細《せんさい》なお子さんの皮膚をガードしてあげることの大切さは理解していただけると思います。

もちろんどんなにがんばっても、１００％防ぐことはできませんから、「三本柱」の一つとしてバランスよく取り組んでいただきたいと思います。

スキンケアの柱は二つです。

①清潔《せいけつ》にして、皮膚を刺激《しげき》する汚れをとる
②肌《はだ》の水分、油分を補《おぎな》ってあげる

スキンケアの具体的な方法については、講演会などでもお母さん方から一番よく質問が出るところです。

そこで、ここではQ＆A方式で説明したいと思います。

スキンケアは、「汚れを落とすこと」「肌《はだ》の水分、油分を補《おぎな》うこと」

●体の洗い方

Q1　石けんはどんなものがいいの？

A1　ふつうの石けんで十分です。

石けんを選ぶポイントは、洗浄力《せんじょうりょく》が強すぎないこと、香りや着色などの添加物《てんかぶつ》がないことです。ベビー用石けんは皮膚に刺激が少ないので、おすすめしています。

後で説明しますが、よく泡立《あわだ》てて洗うことがポイントですから、高価な石けんがいいわけではありません。

Q2　石けんの添加物にはどんなものがあるの？

A2　多いのは、防腐剤《ぼうふざい》や着色料、香料などです。

注意が必要なのは、「天然成分配合」とあるものです。「天然」とあるので、皮膚にはよさそうに思いますが、たとえば、キウイフルー

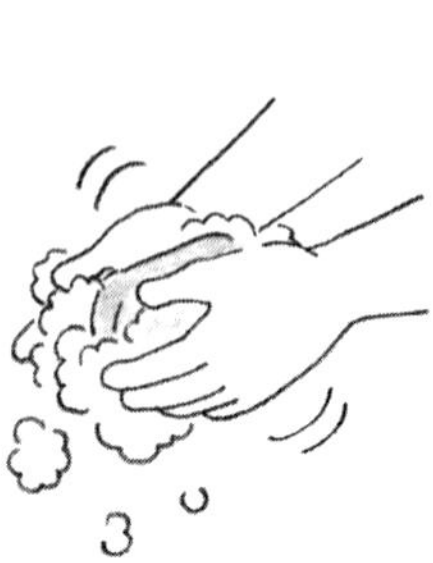

ツヤマンゴーなどはうるし科系の果物です。そのため、配合された天然成分による〝かぶれ〟で湿疹《しっしん》が出る場合もあります。また、殺《さっ》菌《きん》効果のあるものは、消毒剤《しょうどくざい》がかぶれを起こすこともあります。

○添加物の例…合成界面活性剤《ごうせいかいめんかっせいざい》、防腐剤、酸化防止剤《さんかぼうしざい》、着色料（合成色素）、香料、天然保湿成分、消毒剤

Ｑ３　シャンプーはどんなものがいいの？

Ａ３　石けんと同じように、香りなど余分な成分がなく、刺激の少ないものを選ぶようにしてください。

シャンプーの場合、同じものをずっと使っていると、かぶれなどを起こす場合がありますので、ときどき他のシャンプーに変えるのもよいと思います。

Ｑ４　石けんを使うときのポイントは？

ふつうの石けんをよく泡立てて洗う

顔がぬれるのをいやがる場合は、すぐにタオルでふいてあげるとよいでしょう。

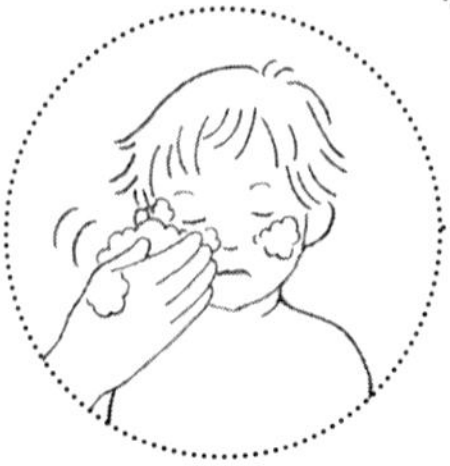

子どもは顔や目のまわりなどの湿疹が出ている部分、とくに炎症《えんしょう》がひどい部分を洗うのをいやがります。痛かったりしみるので当然なのですが、石けんの泡で洗わなければ症状《しょうじょう》はよくなりません。痛いのは最初の数回だけです。思い切って洗ってあげてください。

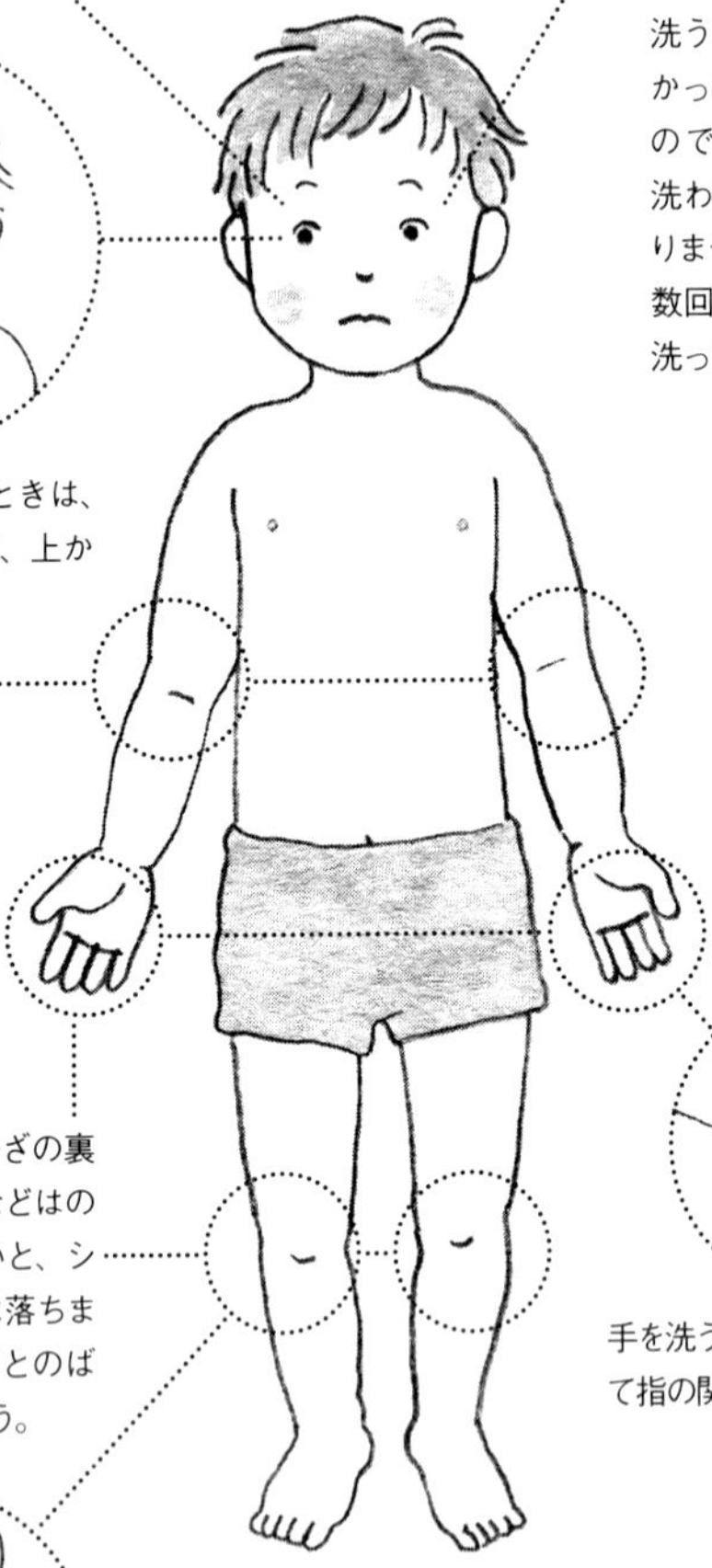

目のまわりを洗うときは、まぶたを閉じさせて、上から下に洗います。

ひじの内側やひざの裏側、指の関節などはのばして洗わないと、シワの中の汚れは落ちません。しっかりとのばして洗いましょう。

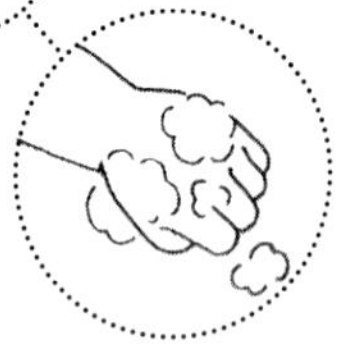

手を洗うときは「グー握り」にして指の関節のシワをのばします。

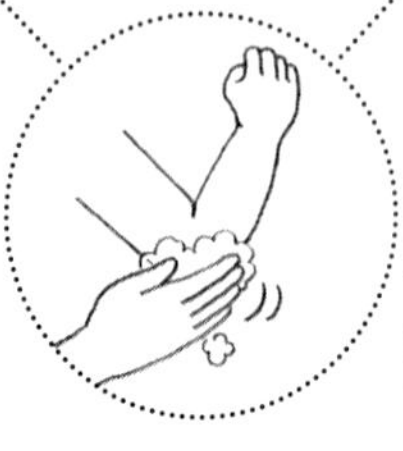

ひじの外側やひざこぞうは、関節をまげてシワをのばして洗います。

洗うときに爪をたてたり、ナイロンタオルやスポンジなど、角ばった繊維《せんい》のもので洗ったりすると皮膚が傷ついてしまうのでやめましょう。

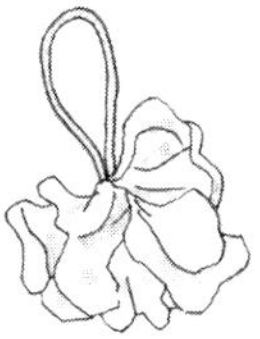

Ａ４　十分に泡立てて洗いましょう。

石けんはメレンゲのように十分に泡立てて洗うのがポイントです。「泡立てネット」を使って泡立てたり、最近ではポンプ式の「泡の石けん」もありますから、うまく利用しましょう。

また、洗うときはお母さんの手で洗ってあげましょう。

Ｑ５　洗い方を教えてください。

Ａ５　指の腹《はら》に適度に力を入れて、しっかりと汚れを落とします。

しっかりと泡立てて、素手で汚れを落とします。お母さん方が、顔のお化粧を落とすときぐらいの力のイメージです。

最後はぬるめのお湯で、しっかりと泡を洗い流してあげましょう。

Ｑ６　１日のおふろ（シャワー）の回数は？

Ａ６　基本は朝夜の１日２回です。

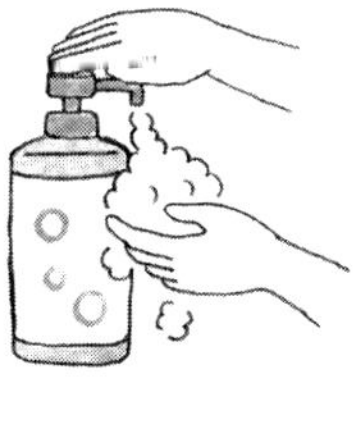

顔や湿疹《しっしん》の出ている部分も、石けんの泡で洗う

基本は1日に2回、石けんの泡で十分に体を洗ってあげてください。夏はさらに昼に1回、シャワーで汗を流しましょう。汗には老廃物《ろうはいぶつ》や脂《あぶら》なども含まれていて、それが皮膚のすき間から入りこんで、アレルギーの炎症《えんしょう》を引き起こしたり悪化させたりする原因になります。

そう聞いても、お母さん方の中には「なぜ1日に2回も3回もおふろに入れたり、シャワーを浴びさせる必要があるの?」「そんなこと大変でできない」と思われる方がいるかもしれません。しかし、これには理由があるのです。

わたしたちの皮膚には汗やほこりなどたくさんのもの、赤ちゃんだと唾液《だえき》や食べこぼした食物もついています。それらはみな刺激になりますが、その中でもとりわけ「黄色《おうしょく》ブドウ球菌《きゅうきん》」が出す毒素が炎症を悪化させることがわかっています。

そしてこの「黄色ブドウ球菌」は時間とともに大変な勢いで増え

ていきます。そこで、1日に2回、3回と洗い流すことで刺激を減らし、外用薬の効果を高めることができるのです。

その効果を知って、最初は驚いていたお母さんもみなさん積極的に取り組まれるようになっていきます。

なお、医師の中に、いまだに「おふろに入ってはいけない」と指導する人がいますが、いま述べた理由から間違いです。

●保湿剤のぬり方

Q7　スキンケアの薬はどんなものですか？

A7　皮膚の水分をみずみずしく保つために使う「保湿剤」です。

ワセリンをベースにしたもの、クリームタイプ、ローションタイプが代表的なものです。

湿疹が出ているところには、後で説明するステロイド外用薬を使

汗は大敵。1日2回以上、体を洗うのが基本

い、そのほかの部分に保湿剤を使います。
主治医の指導どおりに使うのが基本ですが、カサカサやジクジクなどの皮膚の状態や、季節などによって使い分ける工夫もあることを知っておくとよいと思います。

Q８　保湿剤の使い分けの方法は？

A８　「季節」や「ぬる時間帯」などによって、使い分けます。

⦿冬……空気が乾燥《かんそう》しているので、ワセリンをベースにしたものなど、ベタベタするものをおすすめします。
⦿夏……軽いクリームやローションなどがよいでしょう。ワセリンタイプは蒸《む》れてあせもになったりすることがあります。
⦿ぬる時間帯……夜はベタベタするワセリンタイプを、朝・昼はローションやクリームを、と使い分けてあげるとよいと思います。お母さん方が、肌のお手入れで、夜だけにナイトクリームを使うのと同じイメージです。
なお、尿素《にょうそ》系の保湿剤は、皮膚に傷がある場合はしみることがあるので、ほかのものを使いましょう。

Q9　市販のもの（ベビーローションなど）を使ってもいいですか？

A9　必ずしも医師が紹介する保湿剤を使う必要はありませんが、市販のものを使う場合は、まずは医師に相談しましょう。

ベビーローションやオイルにも、ベタベタするものや、さらりとしたものなど、いろいろなタイプがあるので、選んで使い分けることが必要になります。
まずは顔以外の、体の目立たないところに少しぬって試してみることをおすすめします。ただし、ベビー用にも天然成分や添加物が入っているものがあるので、注意しましょう。

保湿剤の種類は、皮膚《ひふ》の状態、時間、季節によって使い分けも

Q10　保湿剤はいつぬればいいですか？

A10　基本は、おふろ・シャワーの直後です。

皮膚は、清潔《せいけつ》な状態であることが一番大事です。清潔なタオルでやさしくポンポンとおさえるように体をふいてあげた後、すぐにぬってあげましょう。おふろから出て5分もすれば体はすっかり乾《かわ》いて、ドライスキンの状態になってしまいます。3分以内にぬってあげるのが目標です。

また、夏は汗をかいてしまわないように、エアコンの効いた部屋でぬってあげることをおすすめします。

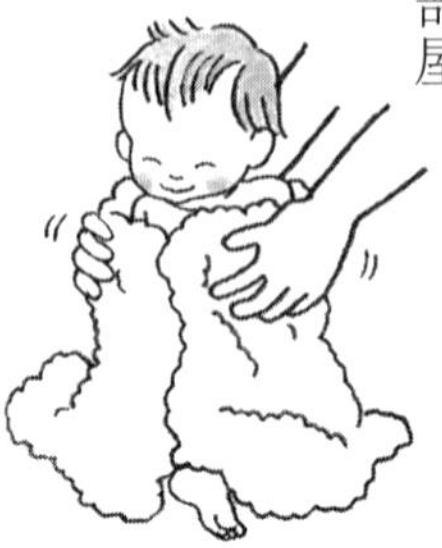

●学校生活など

Q11　幼稚園や学校に通う子どもの場合も、昼間はスキンケアが必要ですか？

A11　とくに夏は汗をかくので、昼間もシャワーを浴びるのが理想です。

最近では保健室などにシャワーを設置している幼稚園や学校も増えてきました。担任の先生に相談して、シャワーを浴びたり、薬や保湿剤をぬってもらえたりできると安心です（2008年春、国は『学校のアレルギー疾患《しっかん》に対する取り組みガイドライン』〔監修・文部科学省、発行・日本学校保健会〕を発行し、できるところから、こうした支援を行うよう促《うなが》しています）。

スキンケア　チェックリスト

□ふつうの石けんを使用していますか？
□石けんは十分に泡立てていますか？
□洗うときは、手を使っていますか？
□顔も石けんの泡で洗っていますか？
□湿疹の部分もしっかり洗っていますか？

保湿剤は、おふろ上がり、体が乾《かわ》く前にぬる

□最後に、十分に石けんを流していますか?
□体をふくときは、タオルでこすらずにやさしくふいていますか?
□おふろ・シャワーの後に時間をおかずにすぐ薬・保湿剤をぬっていますか?
□夏は、エアコンの効いた涼しい部屋で薬・保湿剤をぬってあげていますか?

治療に使う薬

「治療の三本柱」の次の柱は、「薬物療法《やくぶつりょうほう》」です。

アトピー性皮膚炎《ひふえん》を治療する薬には、ステロイド外用薬を中心にいくつかあります。ここでは、その薬の種類とそれぞれの効果を簡単に説明します。アトピー性皮膚炎の治療では**症状《しょうじょう》の強さやぬる場**

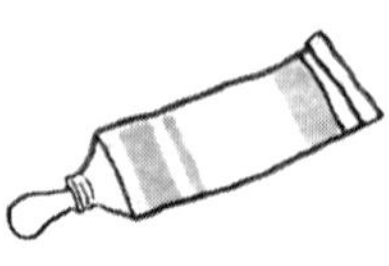

所に合わせて外用薬を使い分けることが基本になりますから、お子さんに処方《しょほう》された薬がどんなものかを知っておくことが大切です。

①ステロイド外用薬（ぬり薬）

アレルギーの炎症《えんしょう》をおさえる薬で、アトピー性皮膚炎治療の中心となる薬です。

主に軟膏《なんこう》を使いますが、汗をかく夏や、好みやぬる場所によってクリームやローションを使うこともあります（ステロイド薬には内服薬（のみ薬）もありますが、副作用が出る可能性が高くなるので、赤ちゃんや子どもの治療には通常は使いません）。

チューブには、**「外用（合成）副腎《ふくじん》皮質《ひしつ》ホルモン剤」**などと表示されているものが多く、薬の強さは5段階に分かれています。

アトピー性皮膚炎にとても有効で、**ぬる場所、量、回数などの使い方を、しっかりと理解して守っていただくことで最大の効果を引**

治療薬の中心は「ステロイド外用薬」

き出すことができます。使い方は、後ほどじっくりと説明いたします。

↓173ページ「主要ステロイド外用薬一覧」

②保湿剤

前に説明したとおり、皮膚の水分をみずみずしく保つために使う、**"スキンケア"の薬**です。

ワセリンや軟膏、クリーム、ローションなどのタイプがあり、カサカサやジクジクなど**皮膚の状態や、季節によって使い分けます。**湿疹《しっしん》が出ているところには、ステロイド外用薬を使い、そのほかの部分には保湿剤を使います。

少し話が横道にそれますが、アトピー性皮膚炎であるかどうかにかかわらず、また大人でも子どもでも、皮膚の水分を保つことは大切ですから、スキンケアは日常的に行うことをおすすめします。

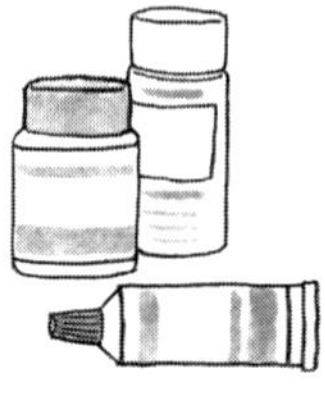

③タクロリムス外用薬（ぬり薬）（商品名：プロトピック軟膏）

「免疫抑制剤《めんえきよくせいざい》」という種類の新薬で、ステロイド外用薬と同じように、皮膚の炎症をおさえてくれる薬です。顔に使われることが多く、ほかにステロイド外用薬が効きにくい場合や、長期にわたるステロイド外用薬の使用で副作用が心配される場合などに処方されます。

ただし、2歳以下の赤ちゃんや、妊婦さん、授乳《じゅにゅう》中のお母さんには使えないなどの制限があります。

④抗《こう》ヒスタミン薬（のみ薬）

かゆみが強いときにのむ薬です。

かゆみの原因となるヒスタミンの作用をおさえる薬です。錠剤《じょうざい》のほかに、子どもが服用しやすいドライシロップなどがあります。

また、抗ヒスタミン薬のほかに、かゆみ止めの内服薬として、「抗アレルギー薬」があります。

「のみ薬」は、かゆみ止めの抗《こう》ヒスタミン薬ただし、どちらも、アトピー性皮膚炎の炎症そのものをおさえてくれるわけではなく、**かゆみが強くて眠れないときなどに、補助的にのむ薬**です。

⑤その他の薬

◉非ステロイド性抗炎症《こうえんしょう》外用薬（ぬり薬）

処方されることが多いようですが、接触性皮膚炎《せっしょくせいひふえん》（"かぶれ"のことです）を起こすことがあるので、専門医の立場からはおすすめできません。

◉漢方薬

漢方はあくまでも補助的な治療と考えてください。まずは、治療の三本柱「スキンケア」「薬物療法」「原因・悪化因子《あっかいんし》をとりのぞく」をしっかり行うことです。

ステロイドって何？

　ここからは、薬物療法《やくぶつりょうほう》の中心となるステロイド薬についてくわしく説明をしていきます。

　お母さんたちと話していると、多くの方が「ステロイドは怖《こわ》い薬」「なるべくなら使いたくない」と思っています。そんなことを書いている本もたくさんあります。

　残念なことに、かつてステロイド薬の使い方が混乱していたことが原因になっていると思います。そこに一部の週刊誌やテレビなどがむらがって「ステロイド・バッシング」をくり広げた影響が、いまも多くのお母さんたちの心に残っているのです。

　ただ、そうした「バッシング」には全く根拠《こんきょ》がありません。少し前に書いたように、アトピー性皮膚炎《ひふえん》の治療ではステロイド外用薬

「ステロイド」は、人の体がつくるホルモン

を使うことが最も効果的です。要は、正しく使うこと。患者も賢く、治療を見る目をもつことが大切です。

そもそもステロイドとは、わたしたちの体の「副腎《ふくじん》」という臓器《ぞうき》がつくっている**ホルモン（内分泌《ないぶんぴつ》）の一種**です。

ホルモンは、神経とならんで、脳からのいろいろな命令を体に伝える役割を果たしています。ただ、神経はすばやく指令を伝えるのに対して、ホルモンの場合は〝のんびりフワフワ〟と指令を伝える違いがあります。

わたしたちは、ケガをしたり、やけどを負ったりして、体に有害なこと（炎症《えんしょう》）が起きると、脳がストレスを感じます。すると脳は、「副腎」という臓器（腎臓の上にあるので「副腎」という名前がついています）に「対応しなさい」という指令を送ります。

指令を受けた副腎は、「副腎髄質《ふくじんずいしつ》」というところからアドレナリンというホルモンを出して、ストレスをコントロールしようとするわけです。

また、これとは別に、脳の「下垂体《かすいたい》」からは、別の指令を副腎に伝えます。

すると副腎は、こんどは「皮質《ひしつ》」というところから、「副腎皮質《ふくじんひしつ》ホルモン」（ステロイドホルモン）を出してくれます。

みなさんに知っておいていただきたいのは、この**ステロイドホルモンには、炎症をおさえる働きがある**ことです。たとえて見れば、火災をしずめてくれる、〝消防隊〟のような役割です。わたしたちが軽いやけどをしたとき自然に治るのも、このステロイドホルモンの働きのおかげ、なくてはならないホルモンなのです。

わたしもそうですが、人間は、生きていくにあたって、何らかのストレスを受けています。たとえば暖かい部屋から急に寒い外に出るだけでも、意識はしなくてもじつはストレスを受けています。そして、そのストレスに応じて、適度なアドレナリンやステロイドホ

ステロイドは、炎症《えんしょう》をおさえる〝消防隊〟

ルモンが、わたしたちの体の中で日常的につくられているのです。

このステロイドホルモンに炎症をおさえる働きがあることが研究によってわかったため、薬として治療に使われるようになった、ということなのです。

なぜアトピー性皮《ひ》膚《ふ》炎《えん》に効くの？

くり返しますが、現在の医療で、アトピー性皮《ひ》膚《ふ》炎《えん》の炎症《えんしょう》をもっとも効果的におさえることができる薬は、ステロイド薬です。

アトピー性皮膚炎の皮膚《ひふ》の下には、IgE《アイジーイー》抗体《こうたい》という皮膚炎の〝スイッチ〟がたくさんいて、アレルゲン（刺激物《しげきぶつ》）が侵入《しんにゅう》してくるのを待ちかまえている、というお話は86ページでしましたね。

そして、アトピー性皮膚炎の炎症はじっくり型の反応であり、ア

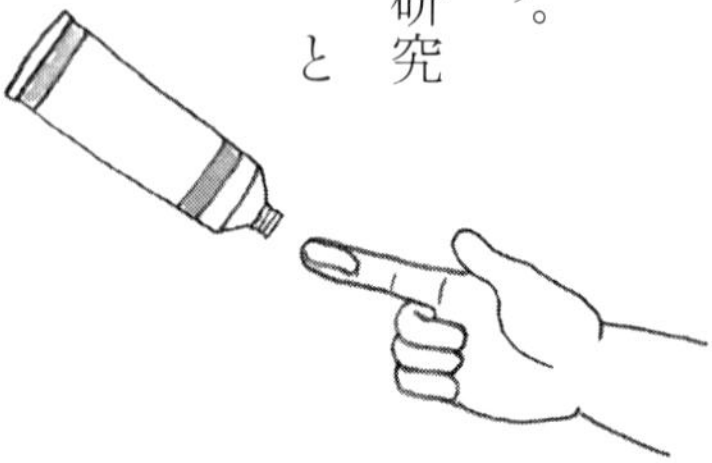

レルゲンが皮膚のすき間から入ってくると、「好酸球《こうさんきゅう》」という白血球の一種が、ゆっくりじわじわと集まってきて、その中にある酵素《こうそ》が皮膚の細胞《さいぼう》を破壊《はかい》して、炎症を起こす仕組みであることもお話ししました（90ページ）。

このアトピー性皮膚炎の最大の敵・好酸球が苦手とするのが、**ステロイド**なのです。ステロイドは好酸球の働きそのものをおさえてくれます。ほかに、好酸球に集合場所を伝える物質にも作用します。

ですから、ステロイド薬はアトピー性皮膚炎に限らず、ぜんそくなど、ほかのアレルギーの病気でも治療に使われているのです。

なぜステロイドは怖《こわ》がられるの？

それならば、なぜステロイド薬は「怖《こわ》い薬」だと思われたのでしょ

ステロイド薬は、ほかのアレルギーの病気でも使う

うか。

ステロイドが炎症《えんしょう》に効くとわかって、合成ステロイド薬がつくられるようになったのは、今から20〜30年前のことです。人工的につくることができるようになるまでは、牛のステロイドを使っていました。

開発当初は、炎症に大変よく効くからと、副作用のことなど考えずに、外用薬（ぬり薬）も内服薬（のみ薬）も、たくさん使われました。肌《はだ》がびっくりするくらいつるつるになるので、化粧品に使われたこともあったくらいです。

ところが、内服や注射による使い方は、血液に成分が入ってしまうため、体中にまわって、あらゆる臓器《ぞうき》に影響をおよぼします。

その結果、子どもの成長障害が起こったり、骨がもろくなったり、糖尿病になったり、ムーンフェイスといって顔がお月さまのように丸くなったりと、さまざまな副作用が起こりました。ステロイドはそもそも体の中でつくっているものですが、**過剰《かじょう》に投与《とうよ》されると、**

こうした副作用が起こるのです。

どんな薬でも、正しく使わなければ副作用は起こります。ステロイド薬の正しい使い方は、過剰なストレスがあったときや炎症が強いときなどは、自分の体でつくる量では足りないので、外から補《おぎな》ってあげるという使い方なのです。

今では研究も進み、**その人の体質や病気の種類によって、外用薬、内服薬、肺にだけ届く吸入ステロイド薬、注射など、薬を治療の目的によって使い分けることができるようになりました。**

命にかかわるような悪性腫瘍《しゅよう》や腎炎《じんえん》など全身に作用させなければならないときは、副作用が出ることを承知のうえで大量に使います。なぜなら副作用を心配するあまり、大事な命を失ってしまっては何の意味もないからです。

ぜんそくの吸入ステロイド薬やアトピー性皮膚炎《ひふえん》のぬり薬は、これらの病気に比べれば使う量もずっと少なく、効果がおよぶ範囲も

副作用の多くは、「過剰《かじょう》な投与《とうよ》」で起こる

限られます。

ですから、お子さんにステロイド外用薬を処方《しょほう》されても、怖がることはありません。医師の指導どおりに決められた分量を使っている限りは、全身に影響を及ぼすような副作用を起こすことはほとんどありません。

ステロイドの副作用について、本当のこと

「ステロイドは怖《こわ》い」という誤解《ごかい》が生まれた経緯《けいい》を前項でお話ししました。

ですが、ステロイド薬については今でも誤解があり、それがまことしやかに語られています。みなさんもどこかで耳にしたことがあるかもしれませんね。いくつか例を挙《あ》げてみましょう。

●「ステロイドを顔にぬると、白内障《はくないしょう》や網膜剥離《もうまくはくり》が増える？」

たしかにアトピー性皮膚炎《ひふえん》の人が、網膜剥離を起こす場合があります。ただし、その原因はステロイド薬ではありません。

それではなぜ網膜剥離が起こるのでしょう。医師は目のまわりに炎症《えんしょう》がある人には「かいてはいけません」と注意します。すると、**寝ているとき、あまりのかゆさに目をバチバチとたたいてしまう**人がいます。それもあまりのかゆさのために、すごい音をたてて強くたたくのです。その振動《しんどう》によって網膜《もうまく》が剥離《はくり》し、最悪のケースでは失明してしまうのです。

きちんとステロイド薬を使っていれば、かゆみも早く引いて、網膜剥離など起こさずにすんだはずなのにです。

一方、白内障はステロイドの内服（のみ薬）による副作用です。内服薬の副作用を避《さ》けるために外用薬が開発された経緯《けいい》から考えても、

アトピー性皮膚炎《ひふえん》の治療では、安易に内服薬を使うべきではない

アトピー性皮膚炎の治療で安易に長期間、内服薬を使うべきではありません。

●「ステロイドを使うと、体にたまって副作用が起きる？」

「アトピービジネス」（後述）といって、アトピー性皮膚炎を商売の〝ネタ〟にしている人がよく言っていますね。しかし、そんなことはありません。説明したように、ステロイドというのは自分の体でつくられているホルモンだからです。

少し前のところで、ステロイド薬は炎症が強いときなどに、自分の体でつくるステロイドでは足りないので外から補《おぎな》ってあげるのが使い方の基本と説明しました。アトピー性皮膚炎が重症な人を調べると、ステロイドホルモンの分泌《ぶんぴつ》が少ないことがわかっています。もしステロイドが体にたまるのであれば、たくさんステロイドをつくっているふつうの人に副作用が出るはずですが、そんなことは聞いたことも見たこともありません。

●「皮膚《ひふ》が薄くなったり、毛が濃くなったりする？」

部分的にこうした副作用が出ることは、たしかにあります。

ステロイド外用薬を長く使い続けると皮膚が薄くなり、弾力性を失うことがあります。またステロイド外用薬をぬると毛細《もうさい》血管が収《しゅう》縮《しゅく》しますから皮膚は白くなります。ところが長く使い続けると逆に血管はもろくなり、拡張して皮膚が赤みをおびてくることがあります。これらがステロイド外用薬の主な副作用ですが、ぬるのをやめれば、１カ月ほどで元に戻ります。

一方、毛が濃くなるのは、主にステロイド薬の内服による副作用で、安易な内服を避けなければいけないことは先に述べた通りです。

医師は副作用を出さないで最も治療効果を高めることに細心の注

「ステロイドが体にたまる」は誤解《ごかい》

意を払《はら》います。患者さんには、必要な量のステロイド外用薬を必要な期間使うことで**早く症状をコントロールすることが、結果として、ステロイド薬を早く使わなくてもいいようにすることにつながる**ことを知っていただきたいのです。

守ってほしい使い方❶

もう一つ、ステロイド薬の誤解《ごかい》を生みだしている大きな理由に、その使い方の問題があります。この点は、正しいステロイド外用薬の使い方と裏腹《うらはら》の関係にありますので、しっかりと知っていただきたいと思います。

どんな薬にも、必ず「用法用量」があります。テレビの薬のＣＭでも、かならず「用法用量を守りましょう」と流れています。

これは、もちろん「ぬり薬」の場合も当てはまるのですが、どうもみなさん、ぬり薬だと気軽に考えてしまうようなのです。もっともその原因の大半は、使い方をきちんと指導しない医師の側にあるのですが……。

患者さんは、こんな落とし穴に落ちています。医師が「これをかゆいところにぬっておきなさい」と、ステロイド外用薬を処方《しょほう》すると、多くの患者さんは言われたとおりにかゆいところにぬって、かゆみがおさまればやめて、またかゆくなったらぬるということをくり返しているのです。

しかしじつは、これこそが**アトピー性皮膚炎《ひふえん》の治療を長引かせ、時には悪化させてしまう原因**なのです。**アトピー性皮膚炎の治療では、かゆみがおさまっても、しばらく治療を続けなければいけないのです。**

その意味を説明しましょう。

ぬり薬にも、「用法用量」がある

ステロイド外用薬をぬると、じきに湿疹《しっしん》はおさまりますが、じつはこのとき、皮膚《ひふ》の下にはまだ、**炎症細胞**《えんしょうさいぼう》**（〝炎症《えんしょう》の根っこ〟）**がたくさん残っています。皮膚の上だけきれいにみえても、その下にはマスト細胞も好酸球《こうさんきゅう》も、まるで炭が熱を出しているような状態で、たくさん残っているのです（顕微鏡《けんびきょう》でも確認されています）。

そういう状態でステロイド外用薬をぬるのをやめてしまうと、ちょっとした刺激《しげき》でも敏感《びんかん》に反応して症状が再燃《さいねん》してしまうというわけです。それが、よく「ステロイドには問題がある」という人たちが言ういわゆる「リバウンド」現象であり、「ステロイドを使ったら逆に悪化した」という誤解です。要は「正しく使い」「正しくやめなかった」ことが原因で起きている症状の悪化なのです。

くわしくは後でご説明しますが、実際には、〝炎症の根っこ〟がなくなるまで治療を続ける必要があります。

これが正しく患者さんに伝わっていない原因は、残念ながら、多

湿疹《しっしん》が消えても、皮膚《ひふ》の下には〝炎症《えんしょう》の根っこ〟がある

くの医師が使い方をきちんと説明していないことにあります。「1回にこのぐらいの量をこの範囲に何日間ぬりなさい。よくなったら、今度はこうしなさい」と医師がきちんと指示をしなくてはなりません。もしそれをきちんと指導しない医師であれば、「この先生はアトピー性皮膚炎の治療にくわしくないのかもしれない」と思ったほうがいいかもしれません。

守ってほしい使い方❷

ステロイド外用薬をぬる場合、「使う量」と「やめ方」がとても重要です。これが何より大切といっても過言ではないかもしれません。

ステロイド薬は、アトピー性皮《ひ》膚《ふ》炎《えん》の治療に限らず、**「最初に必要な量をたっぷりと使ってゆっくり減らしていく」**のが大原則です。

アトピー性皮膚炎で適切な治療を行えば、使う量も減り、薬も弱いものに変えていくことができます。

ステロイド外用薬の正しい使い方がわかってきたのは、じつはここ数年の話です。かつては、副作用が怖《こわ》いから、こわごわと薄くぬったり、よくなったらすぐにやめたり、という指導が医師によってもなされていました。その一方で、患者さんの中には、肌《はだ》がつるつるになるからと使い続けた人もいたので、皮膚の委縮《いしゅく》や多毛《たもう》などの副作用が出ていたのです。

くり返しますが、ステロイド薬は、「最初にたっぷりと使ったら、後はゆっくり減らしていく使い方」が基本です。

このことをわたしたち医師はきちんと説明して、使うステロイド外用薬の量と期間をはっきりと指導してあげる責任があります。

お子さんのアトピー性皮膚炎を長引かせないためにも、患者さんの側もこのことをしっかり理解しておくことが大切だと思います。

ステロイド薬の使い方の原則は、
「最初にたっぷり使って、ゆっくり減らす」

ステロイド外用薬の正しいぬり方

ステロイド外用薬の守ってほしい使い方など、すでに治療についてもお話ししていますが、ここからは改めてステロイド外用薬の正しいぬり方について説明したいと思います。

●ステロイド外用薬を使い分ける

ステロイド薬は使い方がとても重要です。ステロイド外用薬は、効きめの強さによってⅠ群（ストロンゲスト）〜Ⅴ群（ウィーク）に分類されています。

湿疹《しっしん》が軽いか重症《じゅうしょう》か、出ている場所が顔（皮膚《ひふ》の薄いところ）か体か、そして年齢などによって医師が見立てて、使う薬を決めていきます。

子どもの場合、体にはⅢ群を中心に、皮膚が薄い顔には強さを加

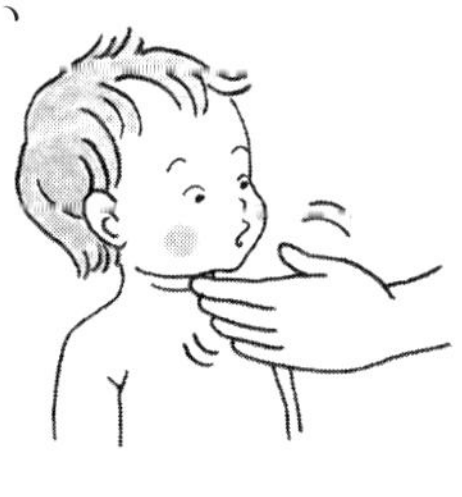

減して弱いものをと、皮膚の吸収率に合わせて使い分けます。

お子さんに処方《しょほう》された薬がどの強さかを173ページで確認して、医師の指示を守ってしっかりと薬を使いましょう。

●ぬるタイミングは、「おふろ上がりにすぐ」

おふろやシャワーから上がったら、清潔《せいけつ》なバスタオルで、肌《はだ》をこすらずにポンポンと軽くおさえるように水分をとります。そして、体が乾《かわ》かない、肌がしっとりしているうちに薬をぬり始めます（↓40ページ）。


ハダカのまま走りまわって、じゅうたんやふとんの上をゴロゴロしたりしていると、皮膚のバリアが壊《こわ》れているところからダニなどのアレルゲンが入ってしまいます。

夏の暑い日は汗をかきますので、クーラーのかかった涼しい部屋でぬってあげると気持ちがいいでしょう。

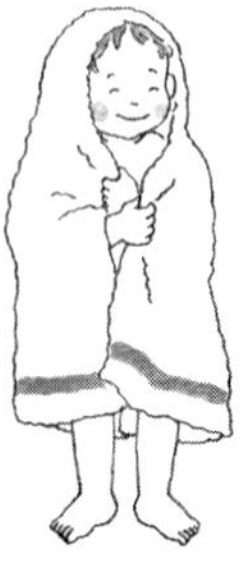

●ステロイド外用薬をぬる量の目安

ステロイド外用薬をぬる量の目安は、**「ベタベタするぐらい」**と覚えておくといいと思います。

大人の手のひら2枚分の面積に0・5グラムをぬるのが目安です。0・5グラムは、お母さんの**指先から第一関節の部分にチューブで出したぐらい**です（ガイドラインでは、この量のことを「フィンガーチップユニット」という呼び方をしています。指の関節一つ分の量、という意味です）。

3〜6カ月の赤ちゃんの場合、0・5グラムで腕1本ぐらいをぬるのが適量です。1〜2歳の子で湿疹《しっしん》が全身に出ている場合は、5グラム入りのチューブを丸1本、1回で使いきってしまいます。

こう説明すると最初はみなさん驚きますが、劇的に症状《しょうじょう》がよくなるのを見て、納得していただけます。

これぐらいたっぷり使うのが、ステロイド外用薬の正しいぬり方

薬の強さは５段階。症状《しょうじょう》やぬる場所で使い分ける

です。

　よくありがちなのは、「怖《こわ》い薬」だと思っているからか、少ない量を、それもなるべく薄くぬるということです。そうしたぬり方では、残念ながら肝心《かんじん》の炎症《えんしょう》部分、赤くもり上がっているところに薬がつかず、炎症をおさえることができません。

　お子さんはベタベタして気持ち悪がるかもしれませんが、30分もすれば乾いてきますので、少しがまんです。

●ステロイド外用薬をいつまでぬるか

（治療の目標）

　次に大切なのは、いつステロイド外用薬をぬるのをやめるか、言

[子どもにステロイド外用薬をぬるときに必要な量]

1指先単位（FTU: Finger Tip Unit《フィンガーチップユニット》）＝約0.4～0.5g

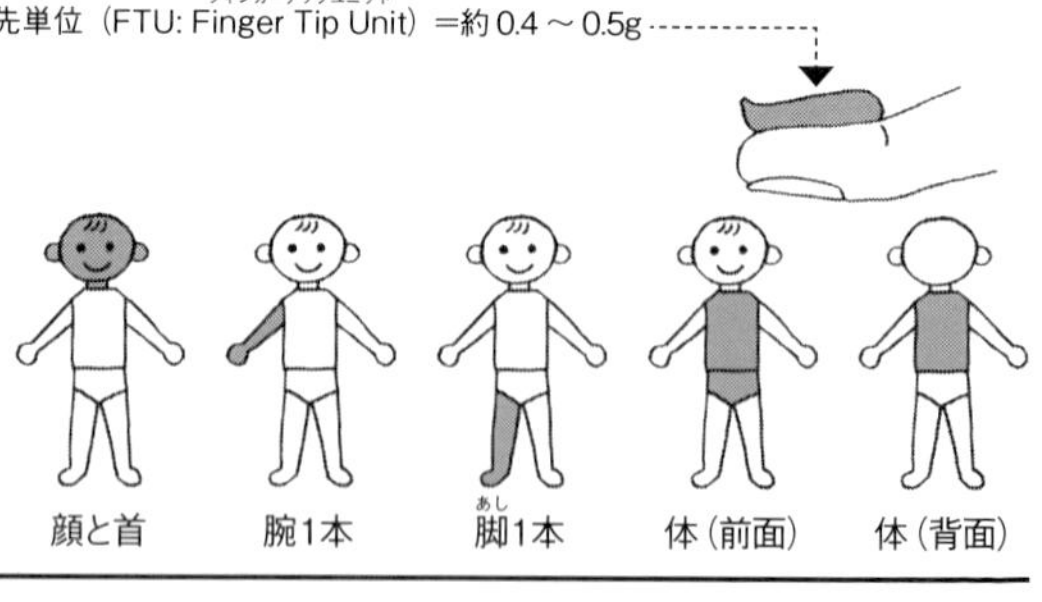

	顔と首	腕1本	脚《あし》1本	体（前面）	体（背面）
3～6カ月	1	1	1.5	1	1.5
1～2歳	1.5	1.5	2	2	3
3～5歳	1.5	2	3	3	3.5
6～10歳	2	2.5	4.5	3.5	5

単位：FTU（Br J Dermatol 1998;138:293-6 より作成）

いいかえれば、お子さんの皮膚がどこまでよくなったらやめるのかです。じつはステロイド外用薬は、ぬり方よりもやめ方のほうが難しいと言ってもいいくらいです。

患者さんの中にはかゆみがとれればいいと思っている人、ひとまず赤みが引けばいいと思っている人もいます。

しかし、本当に「よくなった」皮膚とは、生まれたての赤ちゃんのように、見た目もつるつるスベスベの状態です。見た目だけでなく、指でさわった感触《かんしょく》でもわかります。指は敏感《びんかん》ですから、ちょっとでもザラザラしていればすぐにわかります。それがなくなるぐらいの状態になるまでぬり続けるのがポイントです。

見た目もきれいで、指でさわってもつるつるスベスベの状態までもっていくことが治療の目標になりますし、それは十分に可能です。

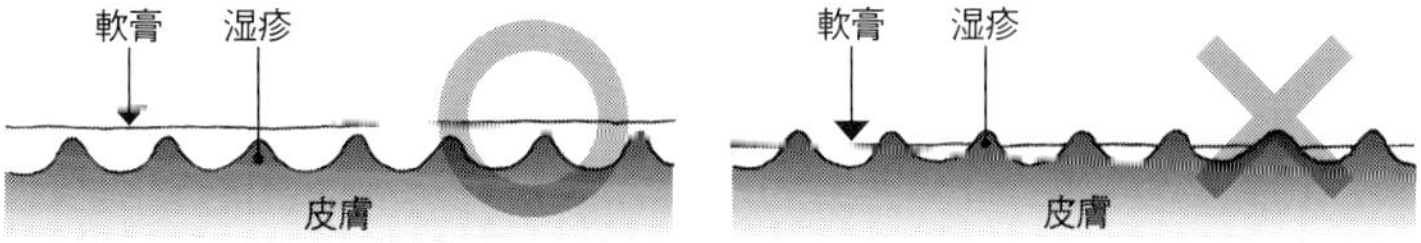

ステロイド外用薬は、のせるようにぬって湿疹《しっしん》が赤くもり上がっているところにつけます。

ステロイド外用薬は薄くのばさず、のせるようにぬる

治療の期間の目安

子どものアトピー性皮膚炎《ひふえん》は、多くの場合、症状《しょうじょう》がない状態までコントロールでき、ふつうに暮らせるようになりますが、それまでには少し時間がかかります。

ゴールがいつになるのかわからない治療では、お子さんもお母さん方もつらいと思いますので、ここで**治療のイメージ**をつかんでおきましょう。

●治療の流れ（皮膚が厚くなってゴワゴワする苔癬化《たいせんか》がない場合です）

1　まずは、**2、3日**がんばって1日に2回または3回、ステロイド外用薬をしっかりとぬりましょう。赤みがとれて、かゆみも消え、夜もぐっすりと眠れるようになります。

2 その後、**1〜2週間**続けるときれいになります。
子どもの湿疹《しっしん》でしたら2週間、赤ちゃんでしたら1週間ほどで、つるつるスベスベの皮膚《ひふ》に戻ります。

この段階で「治った」と安心したり、「こんなに効いてもいいのかしら」と逆に心配になり、自分の判断でぬる量を減らしたり、やめたりする方がいますが、ここでやめたり減らしたりするのはまだ早すぎます。少し前でも説明したように、じつは皮膚の下にはまだ**〝炎症《えんしょう》の根っこ〟**がくすぶっているからです。

〝炎症の根っこ〟もしっかりと〝消火〟するまでぬり続け、その後、炎症が再燃《さいねん》しないことを確認しながら量を減らしていくのがポイントです。医師の指示どおりにぬり続けましょう。

3 **皮膚がつるつるスベスベになったら、ゆっくりとステロイド外用薬を減らしていきます**（ステップダウン）。

アトピー性皮膚炎《ひふえん》は、ほとんどの場合
良くなるが、時間がかかる

ステロイド外用薬の量を減らすステップダウンのイメージは、下の表をご覧ください。
最初にステロイド外用薬を3日間続けたら次の1日は保湿剤だけ、というぬり方を、しばらく続けます。そうして、湿疹が再燃しないことを確認しながら、ステロイド外用薬をぬる日を少しずつ減らし、保湿剤だけの日を増やしていくのです。この方法を**「間欠《かんけつ》塗《と》布《ふ》」**と呼んでいます。

ステップダウンの治療をきちんと継続《けいぞく》できれば、本来の免疫力《めんえきりょく》も高まってきて、皮膚のバリアも元に戻ってきます。

赤ちゃんなら通常、数カ月から1年くらいで、保湿剤だけで症状は出なくなりますので、**「慌《あわ》てず、ゆっくり、根気よく」**続けるよ

[ステロイド外用薬のステップダウンの例]

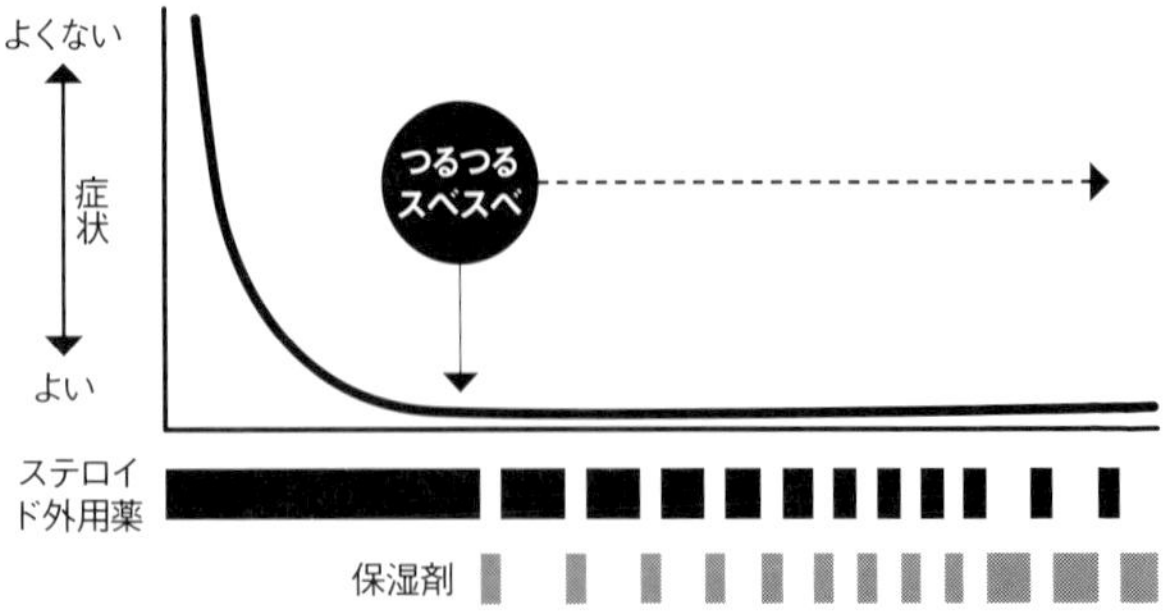

薬をぬって皮膚《ひふ》がつるつるスベスベになったら、保湿剤だけの日を少しずつ間にはさみ、ステロイド外用薬をぬる日を徐々に減らしていきます。

うにしてください。

原因・悪化因子《あっかいんし》さがしと対策

「治療の三本柱」も最後になりました。もう一つの柱は、患者さん本人のことではなく、生活環境への対策です。

アトピー性皮膚炎《ひふえん》を発症《はっしょう》させたり、悪化させたりする刺激物《しげきぶつ》は、家の中にもたくさんあります。中でも多いのが、**ダニとカビ**。**ペットがいる場合**は、残念ながらそのフケや毛、分泌物《ぶんぴつぶつ》などが原因になる場合もよくあります。

第一部の50〜53ページを参考に、家の中のアレルゲン対策を行ってください。

日本の場合はとくにダニが多く、**アレルギーの人のうち90%は、**

アレルギーの人の90%が、ダニに陽性《ようせい》

ダニのアレルギーになっています。とくにいまの住宅は気密性《きみっせい》がよくて暖かいので、一年中たくさんのダニがいます。

寝具、じゅうたんのダニ対策ができれば、家の中のダニはかなり減らすことができます。ダニを減らすとアレルギーの感作《かんさ》が減るというデータもあり、効果があります。

⦿寝具……ダニはある程度、湿気があるところを好みますので、ふとんは**しっかりと乾燥《かんそう》**させましょう。干してたたいた後は、掃除《そうじ》機《き》をかけます。ふとん専用ノズルをつけると効果的です。

また、アレルゲンはたいてい洗うと流れ落ちますので、**丸洗いできるふとん**がおすすめです。防ダニカバーといって、目が細かいカバーをかけるのも効果があります。

⦿じゅうたん……床がフローリングの場合に比べて、100〜

1000倍もダニが多くいます。どうしてもじゅうたんが必要な場合は、とにかくまめに掃除《そうじ》することを心がけましょう。

アトピー性皮膚炎だけでなく、ぜんそくの場合もそうですが、わたしたち医師は診察《しんさつ》のとき、「家の中の何が悪いのでしょうね」と問いかけながら、お母さん方に話を聞き、指導をしています。

仕事が忙しい方もいますし、片付けが苦手な方もいます。経済的にふとんや掃除機を買い替えるのがむずかしいこともあります。

家族がなかなか協力してくれない場合もよくあります。タバコをやめてくれなかったり、おばあちゃんのネコは手放せなかったりと、家の中の環境を整えるのがむずかしいこともあります。

以前は、もっと気軽に医師による家庭訪問が行われていました。

そうすると、掃除し忘れていたところが見つかったり、ふだん病院には来ていない他の家族の方々も、「なるほど、気をつけよう」

じゅうたんとフローリングでは、ダニの量が1000倍違うと意識を高めてくれたりしていました。

中には、家の中はきれいなのに、カビの発生が止まらないというので訪ねてみたら、家の裏が崖《がけ》で、湿気が多く通気が非常に悪い立地だった、などということもありました。

ですが、いまはなかなか訪問するのはむずかしくなってきました。アトピー性皮膚炎では、病気のことだけでなく、家の背景、家族のこと、経済的な事情など、プライベートなことにまで話をしないと治りにくいケースも珍しくありません。

お子さんのアトピー性皮膚炎がなかなか良くならないと悩まれている方、もしかしたら意外なところに落とし穴があるかもしれません。

１００の家族があれば、その事情も１００通りです。

日常生活で、気づいたことはできるだけ細かくメモするようにして、医師の診察のときに持っていくと、きっと役立つはずです。

眠れる夜をすごすために

お子さんがアトピー性皮膚炎《ひふえん》の場合、お母さんの悩みでいちばん多いのは、子どもがかゆがって、子どもも自分も眠れないことかもしれません。

お子さんがかゆがるのを見ているのはとてもつらいことです。ぐずったり、機嫌《きげん》が悪くなったりするのをあやすだけでなく、食事の世話、スキンケア、掃除《そうじ》、洗濯《せんたく》にも通常以上に気をつかわなければなりません。お母さんはストレスだらけです。

赤ちゃんや小さいお子さんは、残念ながら自分で自分のことができません。ですから、親がストレスを感じていると、それが治療にもダイレクトに結びついてしまうのです。

適切な治療で、２～３日で眠れるように

まず最初の1、2カ月、がんばってみましょう。

そのとき、医師の正しい指導を受けて、そのとおりに治療をすれば、お子さんの状態は驚くほどよくなります。

2~3日しっかりと薬をぬって、スキンケアをしてあげるだけで、夜、本当によく眠れるようになります。

眠れないと次の日、お母さんがイライラしてしまい、スキンケアどころではなくなってしまうかもしれません。すると、お子さんも眠いのにかゆくて眠れなくなってしまいますよね。

人間にとって寝ることは非常に大切です。

かゆみをとって、夜眠れるようにしてあげると、誰より本人が楽ですし、親も楽になります。

親の「生活の質」がよくなりますので、昼間もがんばってスキンケアをやってあげようという気持ちも自然とわいてくるのです。

このような、よいサイクルに入ると、しめたものです。

子どもの場合、1〜2週間で症状《しょうじょう》はほとんどなくなりますから、肌《はだ》はスベスベになってきます。治療の効果が見えてくると、やはりお子さんもうれしいですし、お母さんもそれがモチベーションになって、治療を継続《けいぞく》させることができるようになるのです。

ここまで「治療の三本柱」について、説明してきました。ご理解いただけたでしょうか。どうか、この「三本柱」をバランスよく行っていただきたいと思います。そして「何がうちの子のアトピー性皮膚炎に悪いのか」という問題点をさがし、それに一つずつ対処していただきたいと思います。

ここまで述べてきたことは、別に特別なことではなく、標準的な治療をお話ししました。残念ながら今、どの医療機関でも同じ治療を受けられるわけではありません。その分、患者の側も正しい治療を知ることが、今後ますます大事になってくると思います。

親の「生活の質」の向上も大事

民間療法《みんかんりょうほう》とアトピービジネス

先にお話ししたように、かつて誤解《ごかい》に基づいた「ステロイド・バッシング」が行われ、治療のガイドラインが整備された今でも、いまだに混乱が続いています。

その混乱のせいで、とくに**〟ステロイドを使わない治療法〟を売りにした民間療法《みんかんりょうほう》**が、世の中にあふれるようになりました。あまりにも多いので、「アトピービジネス」という呼び方まであるほどです。

「ビジネス」ですから、民間企業が〝利益を得るために〟、つまりは〝お金もうけ〟のために商売をしていると見たほうがいいでしょう。

インターネットで、アトピー性皮膚炎《ひふえん》の情報を検索すれば、「〇〇でアトピーが治る」などという文字が山ほど目に入ってきますね。

このなかのいったいどれだけが本当に「治る」商品なのでしょうか。

アトピー性皮膚炎に限らずすべての病気において、正式に効果が認められた薬や治療法には、「エビデンス」と呼ばれる科学的な根《こん》拠《きょ》があります。

エビデンスは、きちんとした事実（科学的なデータ）に基づいて、それが有効であると証明された治療法の科学的な根拠です。厳しい検討の結果、たとえば１００人中70人以上、何%の患者さんに効果があったという、具体的な数字で示すことができます。

一方、**アトピービジネスの商品には、科学的な根拠がありません。**

一例、二例だけが治っただけでも、「これで治った」と、宣伝している場合があります。その背景にその商品でよくならなかった人が１００人、２００人いても、それは公表されません。

「治った体験談があるからこれは安心」、と思うことがあるかもし

「アトピービジネス」の商品は、科学的な根拠《こんきょ》がない〝お金もうけ〟

れません。ですが、アトピー性皮膚炎は、説明してきたように原因や悪化因子《あっかいんし》はさまざまですから、成長や環境《かんきょう》の変化によって、自然と良くなっていくことも多い病気です。じつはこれがポイントで、自然に良くなったタイミングと、ある商品を使ったタイミングが同時期だったため、「これのおかげで治った」と錯覚《さっかく》してしまう例も少なくありません。

インターネットは、たしかに情報収集に便利な面もたくさんありますが、逆に、誤《あやま》った情報も簡単に患者さんに届いてしまいます。しかも、「ステロイドは入っていない」と宣伝していながら、じつはステロイドが使われていたクリームなど、悪質な例もたくさんあり、多くの患者さんをよけいに悪化させてしまっている、悲しい現実があります。

インターネットの情報は、ロシアンルーレットのようなものです。たまたま一番最初にクリックして入ったところが、みなさんの治療方針を大きく歪《ゆが》めてしまうことになりかねないのです。

もちろん、民間療法のすべてが悪いというわけではありません。ですが、もっともらしい医療情報をのせているサイトをたどっていったら、いつの間にか高額な商品販売だったなどということも多いので、十分に気をつけていただきたいのです。

いい医師の見つけ方・つき合い方

みなさん、ここまで読み進めてもうお気づきのように、医師によるアトピー性皮膚炎《ひふえん》の治療の現場も、いまだに混乱があります。

一つは、ステロイド薬そのものを、悪い薬としている医師。

もう一つは、ステロイド薬の使い方をきちんと説明しない医師。

これは、医学界全体の問題ですが、医学は常に進歩し、新しい薬

インターネット上には誤《あやま》った情報があふれる

もどんどん出てきます。わたしたち医師は、積極的に学会に出たり医師会に参加したりして、学んでいかなくてはいけません。ですが、中には自分個人の考え方や古い知識のまま治療をしている、という医師も実際にはたくさんいるのです。

ですから、アトピー性皮膚炎の場合なら、**ガイドラインについてきちんと勉強し、その内容をていねいに説明してくれる医師かどうか**、ということが一つの指針となります。

また、もう一つ、とても大事なことがあります。

それは、わたし自身が自ら心がけていることなのですが、**医師も患者さんと一緒に学んでいく**、ということです。

医師は、多くの症例《しょうれい》を経験することで対応できる状況が広がっていきます。ですから、「うちの子はこうなんです」と説明したときに、その話をよく聞いてくれて、一緒に考えてくれる医師は信頼できる

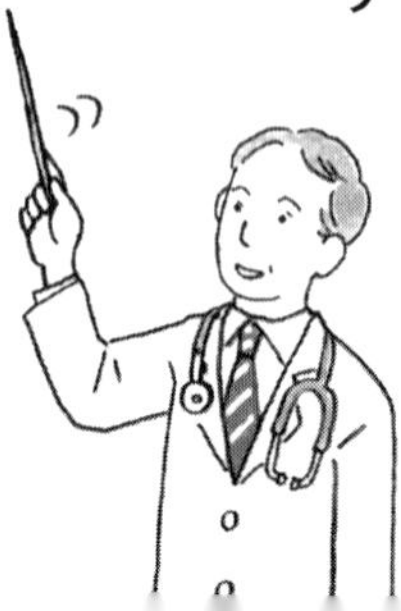

と思います。

診察に行くときは、ただ一方的に説明を受けるのではなく、主治医にみなさんの情報を伝えるようにしましょう。とくにアトピー性皮膚炎は、何度も言いますように、原因や悪化因子《あっかいんし》が人によってさまざまなのですから。

お子さんの湿疹《しっしん》がどういう経過で出たかを記録して、まとめておくととても役に立つはずです。それを主治医に一緒にみてもらい、一緒に考えて、治療にあたってもらえるよう相談してみてください。

そうして薬を処方《しょほう》してもらったら、「これはどのくらいの量を、どういうふうにぬるのですか」、と具体的に使い方を教えてもらいましょう。

ただし、そこで**注意が必要なのは、話を親切に聞いてくれるからといって、すぐにいい医師だと思いこまないことです。もっとも重要なのは、「正しい治療」をすすめているかどうかです。**

治療の混乱の原因の１つは、不勉強な医師

もし正しいかどうか自信がもてない場合は、診察のときにガイドラインをもっていって、「ここにこう書いてありますね」と、医師にたずねてしまってもよいと思います（ガイドライン情報→169ページ「参考になる資料・ホームページ」）。

もし、そこで「こんなのはダメだよ」と言う医師であれば考えものです。ほかの医師にもみてもらうことをおすすめします。

医師に遠慮することはありません。65ページを参考にいろいろ質問をしてみましょう。

ポイントは、ガイドラインにそった治療かどうか

おわりに

わたしは長年、子どものための病院（国立小児病院、国立成育医療センター、東京都立小児総合医療センター）に勤めてきました。

赤ちゃんから高校生くらいまでが主な患者さんです。大きな病院ですから、重症《じゅうしょう》の方、困って来る方が比較的多いところではないかと思います。

診察室では、患者さんはもちろん、付き添いのお母さんとも、緊張せずに自然体で向き合えるよう心がけています。

よく眠れているか、悩みを一人で抱《かか》えこんでいないか、お子さんのアトピーは自分のせいと責めていないか……治療がうまくいかないために、生活の質まで大きく損《そこ》ねている場合があるからです。

アトピー性皮膚炎《ひふえん》は、病気のなかでも、症状《しょうじょう》が見た目にわかるので、まわりの人からは口には出さなくても、

「まあ、なんてかわいそう」

「なんでちゃんと治療してあげないのかしら」

と、言わんばかりの視線が気になることもあるでしょう。

お子さんも、かゆくてボリボリかいていると、友だちに嫌《いや》がられて、辛い思いをしたことがあるかもしれません。

さらに、病院に連れて行ったら、

「なんでこんなになるまで放っておいたの！」

と責めるように言われてしまったケースも、中にはあるようです。

ご自分を責める必要はまったくありません。

お子さんも、お母さんも、これまで辛い思いをがまんして、必死にがんばってきたのです。

治療を進めるにあたっては、周囲の理解と励《はげ》まし、そして、辛い思いをためこまないことが大切です。

「アレルギー」や「アトピー」という言葉の語源には「奇妙な」という意味があるようです。かつてアレルギーは「特別」な状態だったからなのでしょう。

とくに「アトピー性皮膚炎」は、〝長く続く湿疹《しっしん》〟と〝強いかゆみ〟という「症状」につけられた病名で、症状は同じでも人によって原因や悪化因子《あっかいんし》はさまざまであるのに加え、薬の使い方が混乱していたこともあり、多くの患者さんを悩ませてきました。

ですが、この本で紹介してきましたように、今では、アトピー性皮膚炎は、かゆみも湿疹もなく、ふつうに暮らせる状態をめざせるようになりました。

何度も登場した「ガイドライン」という、治療の〝教科書〟にそった適切な治療をすれば、最初は辛くて泣いていたお子さんも、みんな「つるつるスベスベ」の肌《はだ》を取り戻して、笑顔になって帰っていきます。

別に「特別」ではない標準的な治療で、ほとんどの方がすぐにコントロールできるようになるのですから、どうか取り組んでみてください。きっとうまくいきます。

また、ふだんはうまくコントロールできている方も、今年のように猛暑《もうしょ》の夏や乾燥《かんそう》が激しい冬は、症状が悪化しやすいですから、そんなときには、もう一度基本を見直してみましょう。

この本が、一日も早くみなさんの元気な笑顔を取り戻す助けとなるよう、心から願っています。

赤澤　晃

２０１０年夏

パンフレットの申し込み
http://www.erca.go.jp/asthma2/whatsnew/090828.html
PDF 版ダウンロード
http://www.erca.go.jp/asthma2/pamphlet/details/ap024.html

●ホームページ

❶厚生労働省リウマチ・アレルギー情報
厚生労働省の対策や関連情報等を紹介。専門医情報やガイドライン情報など。
http://www.mhlw.go.jp/new-info/kobetu/kenkou/ryumachi/index.html

❷日本アレルギー学会
専門医情報など。
http://www.jsaweb.jp/

❸日本アレルギー協会
ガイドライン情報や、一般向け講演会、相談センター、患者会の紹介など。
http://www.jaanet.org/

❹日本皮膚科学会
皮膚病に関するQ＆Aなど。
http://www.dermatol.or.jp/

❺「アトピー性皮膚炎に関する情報」九州大学医学部　皮膚科学教室
一般向けQ＆A、EBMとデータ集など、わかりやすい情報を掲載。
http://www.kyudai-derm.org/part/atopy/index.html

❻「医療と健康のシンポジウム」日本予防医学協会
シンポジウムの案内と動画配信。
http://www.sympo.jp/

●書籍

『アレルギーはなぜ起こるか』
（斎藤博久／講談社ブルーバックス／2008年、定価903円）

[参考になる資料・ホームページ]

●ガイドライン

『アトピー性皮膚炎診療ガイドライン 2009』
(日本アレルギー学会作成／協和企画、定価 2,000円)

『日本皮膚科学会 アトピー性皮膚炎診療ガイドライン』
(日本皮膚科学会／学会誌『日皮会誌』に掲載)
⇒ホームページ❹の中の「日本皮膚科学会ガイドライン」で 2009年版が無料で閲覧できる。
http://www.dermatol.or.jp/medical/guideline/pdf/119081515j.pdf

『アトピー性皮膚炎治療ガイドライン 2008』(厚生労働科学研究)
⇒ホームページ❸の中の「ガイドライン情報館」で無料ダウンロードできる。
http://www.jaanet.org/pdf/guideline_skin02.pdf

『厚生労働科学研究班による 食物アレルギーの診療の手引き 2008』
(主任研究者　海老澤元宏)
⇒ホームページ❸の中の「ガイドライン情報館」で無料ダウンロードできる。
http://www.jaanet.org/pdf/guideline_food01.pdf

●患者さん向け小冊子・パンフレット(無料)

『アトピー性皮膚炎についていっしょに考えましょう。』
(九州大学医学部　皮膚科学教室)
⇒ホームページ❺でインターネットパンフレットが閲覧できる。
http://www.kyudai-derm.org/atopy/index.html

『アトピー性皮膚炎 17 の質問』(日本予防医学協会)
⇒ホームページ❻で冊子プレゼントの申し込みまたは、冊子(PDF 版)のダウンロードができる。
冊子プレゼントの申し込み http://www.sympo.jp/booklet/booklet.html
冊子(PDF版)ダウンロード http://www.sympo.jp/book_lib/pdf/BOOK02.pdf

『ぜん息悪化予防のための小児アトピー性皮膚炎ハンドブック』
(環境再生保全機構／ 2009年)
⇒環境再生保全機構のホームページの中の「ぜん息などの情報館」で、パンフレットの申し込みまたは、ＰＤＦ版のダウンロードができる。

「アトピー性皮膚炎《ひふえん》の主な症状《しょうじょう》」

アトピー性皮膚炎の湿疹《しっしん》は、このような症状が出ます

皮膚が赤くなり、少しもり上がっています

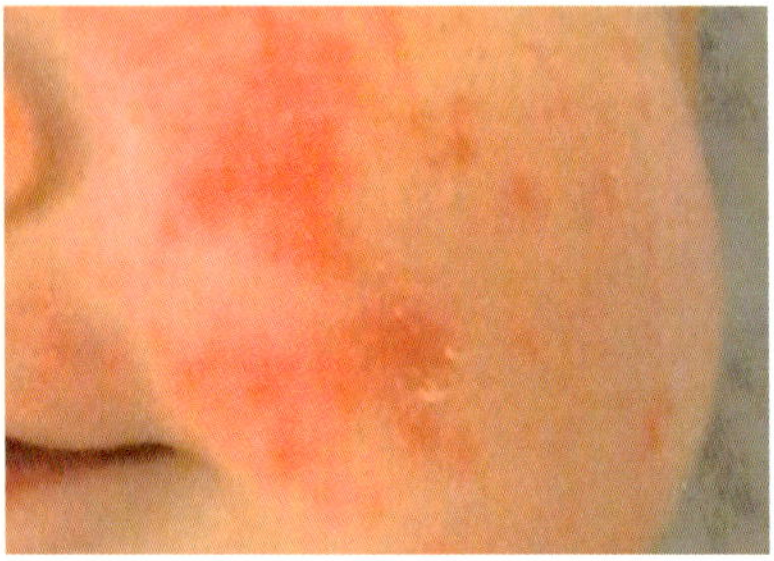

赤みが強く、もり上がっています

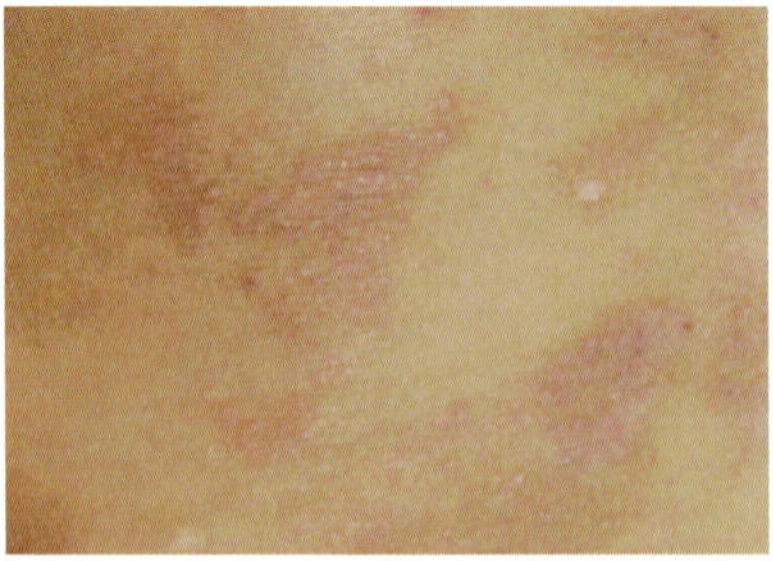

湿疹が長引くと、皮膚がかたくゴワゴワしてきます（苔癬化《たいせんか》）

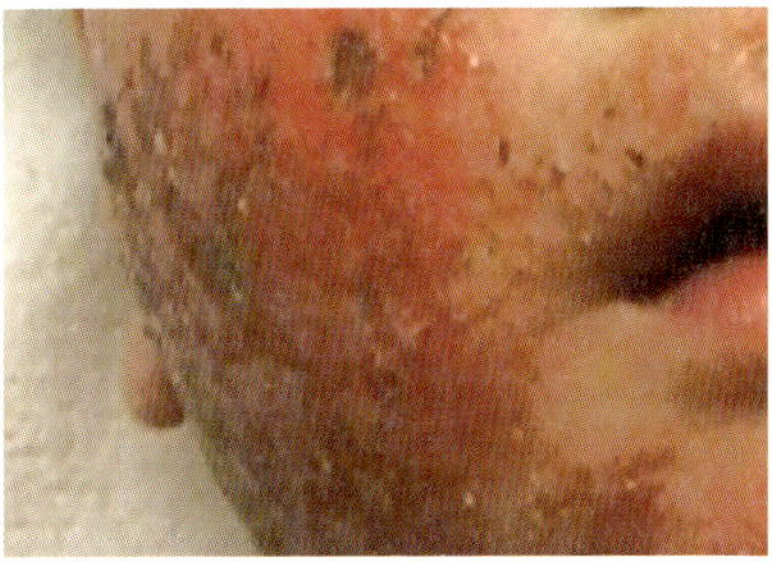
皮膚から汁が出てきて固まっています

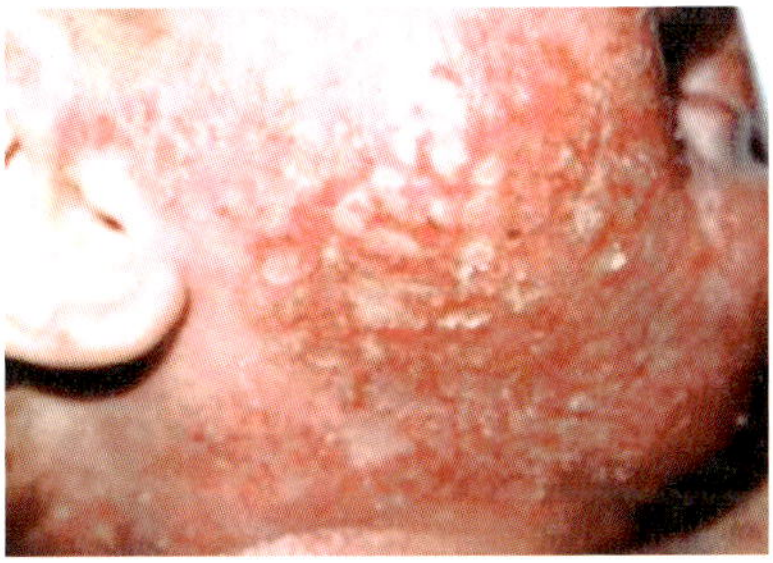
悪化して、ただれたようになっています

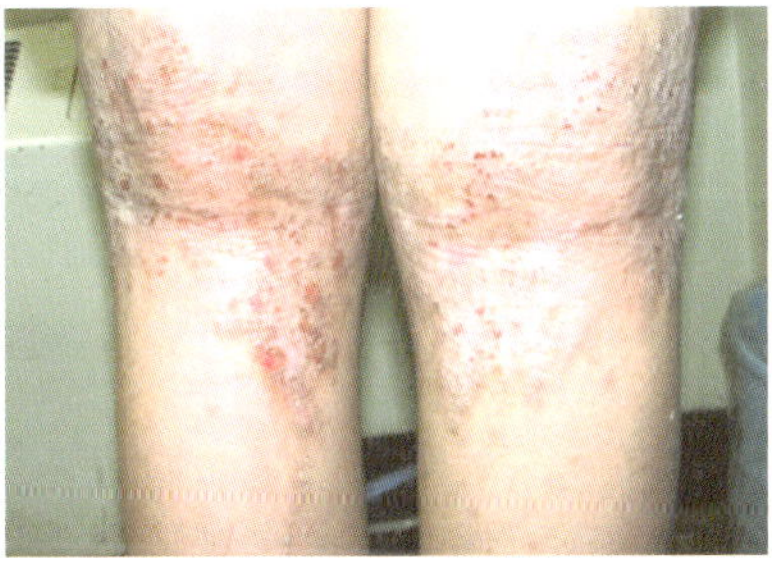
ひじ・ひざの裏、手首など、左右対称に出るのが特徴です。長引くとかたくなり、ゴワゴワがさらにひどくなります（苔癬化）

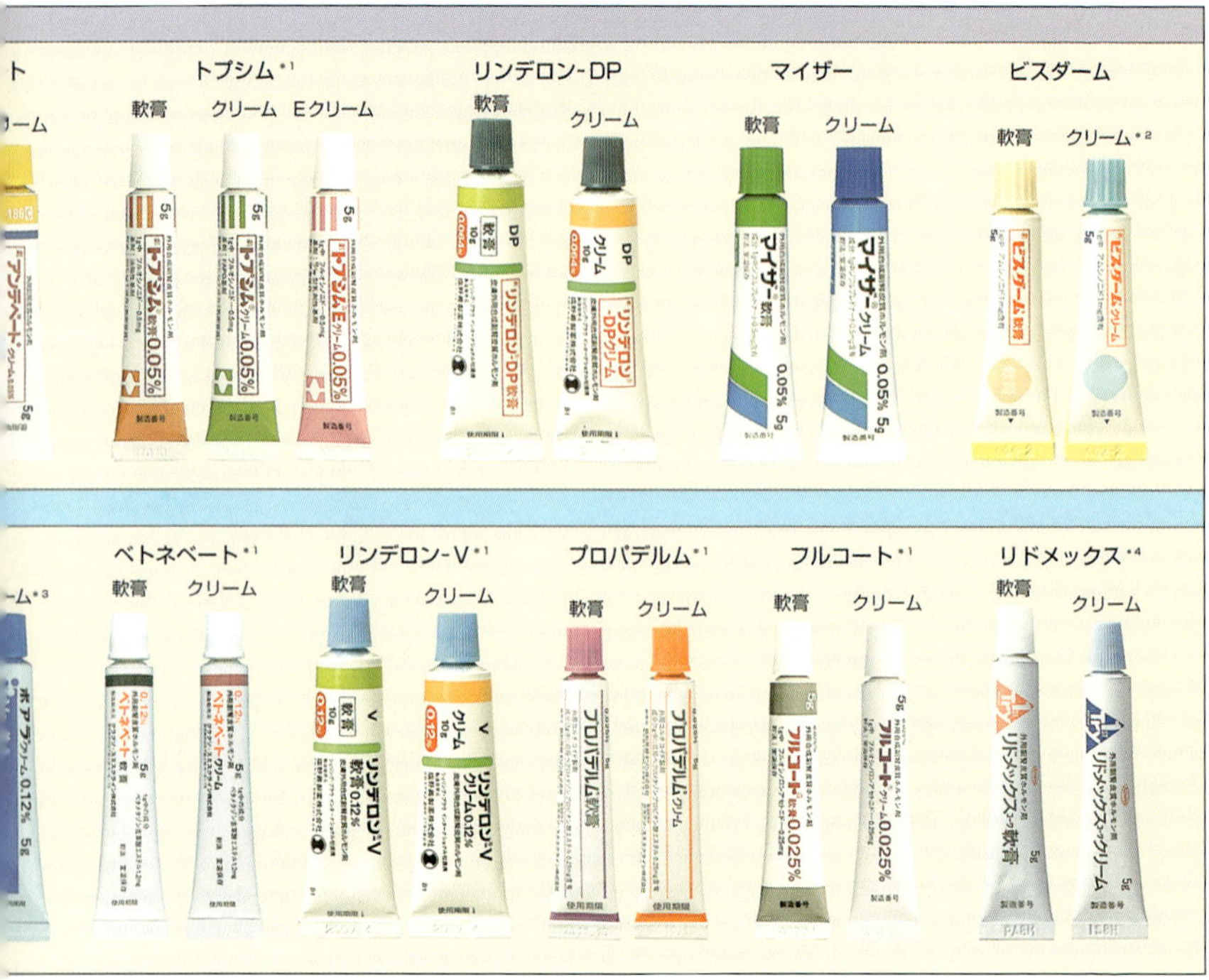

薬効		代表的な製品名
I 群	Strongest	デルモベート　ダイアコート　ジフラール
II 群	Very Strong	フルメタ　アンテベート　トプシム　リンデロン-DP マイザー　ビスダーム　ネリゾナ　パンデル
III 群	Strong	エクラー　メサデルム　ボアラ　ベトネベート リンデロン-V　プロパデルム　フルコート　リドメックス
IV 群	Mild	アルメタ　キンダベート　ロコイド
V 群	Weak	コルテス　プレドニゾロン　※V群は写真なし

[主要ステロイド外用薬一覧]

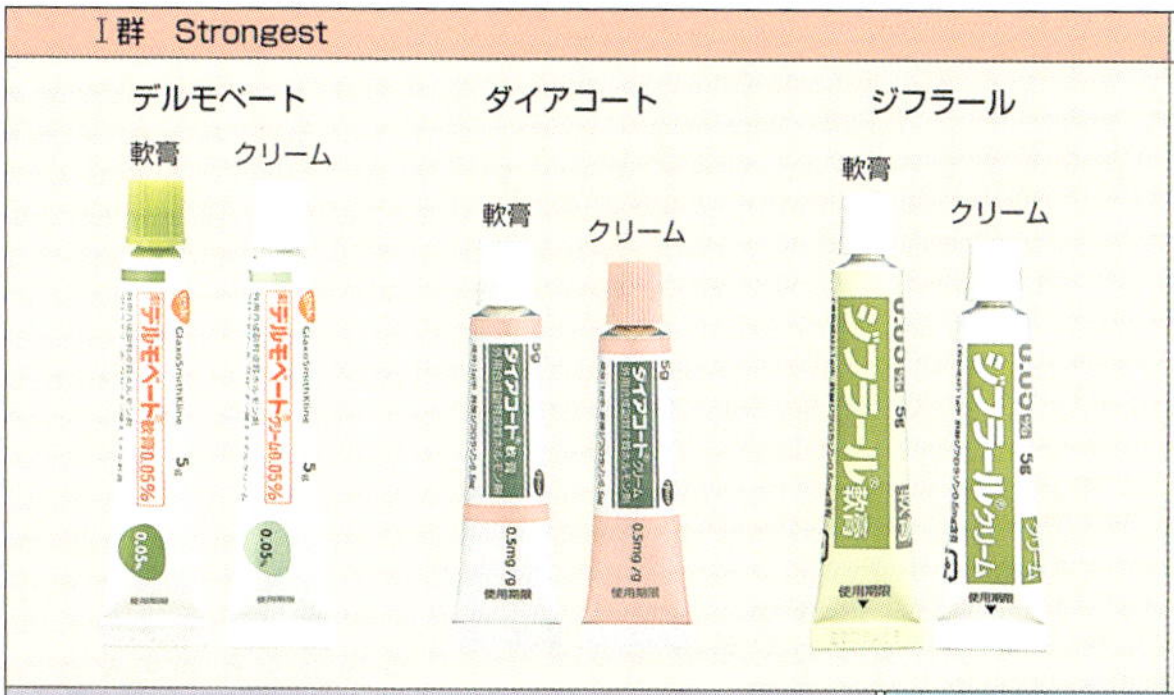

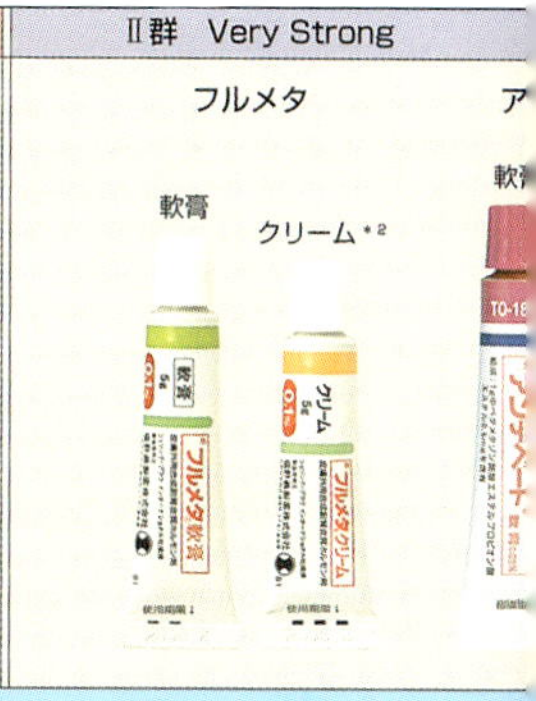

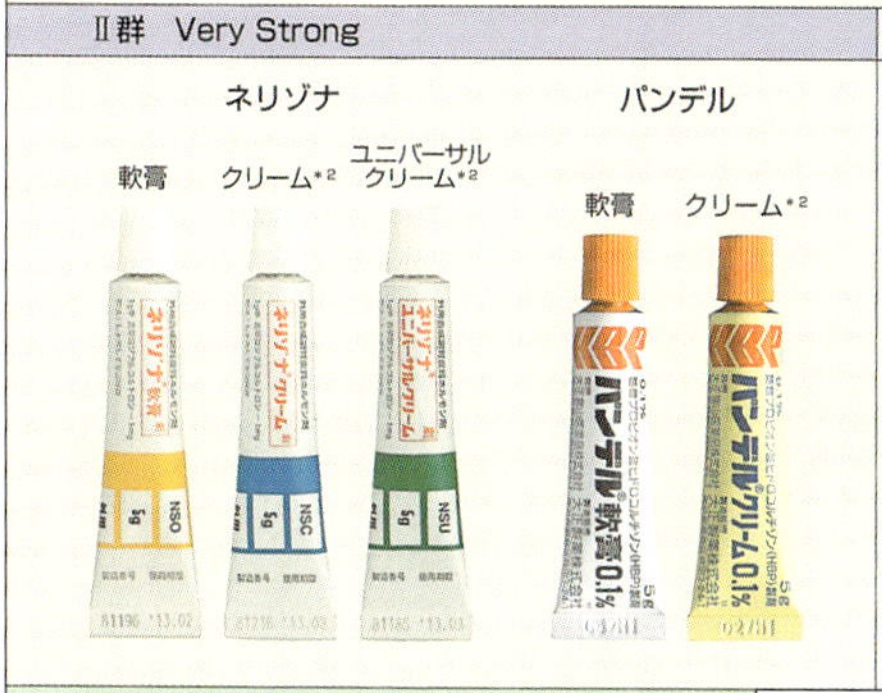

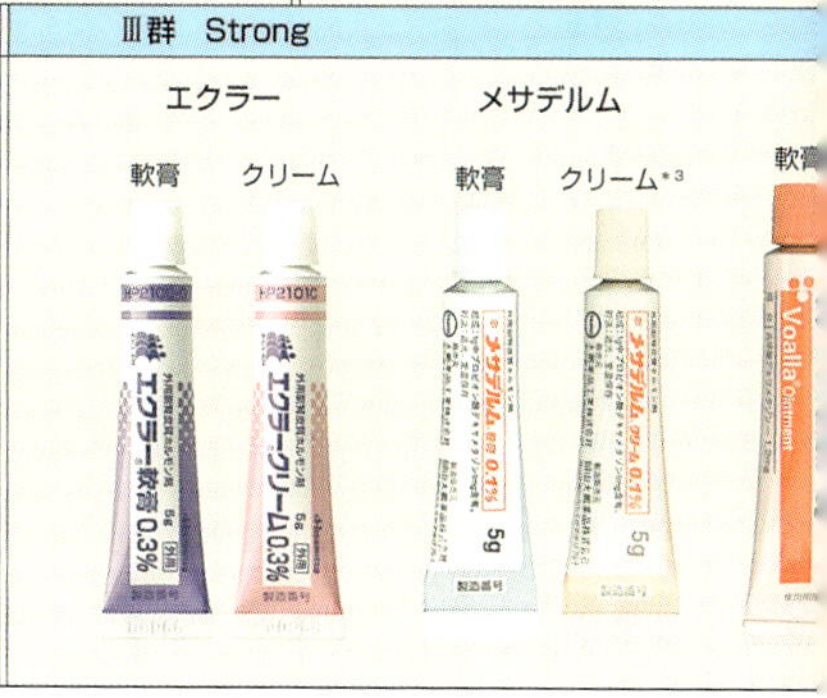

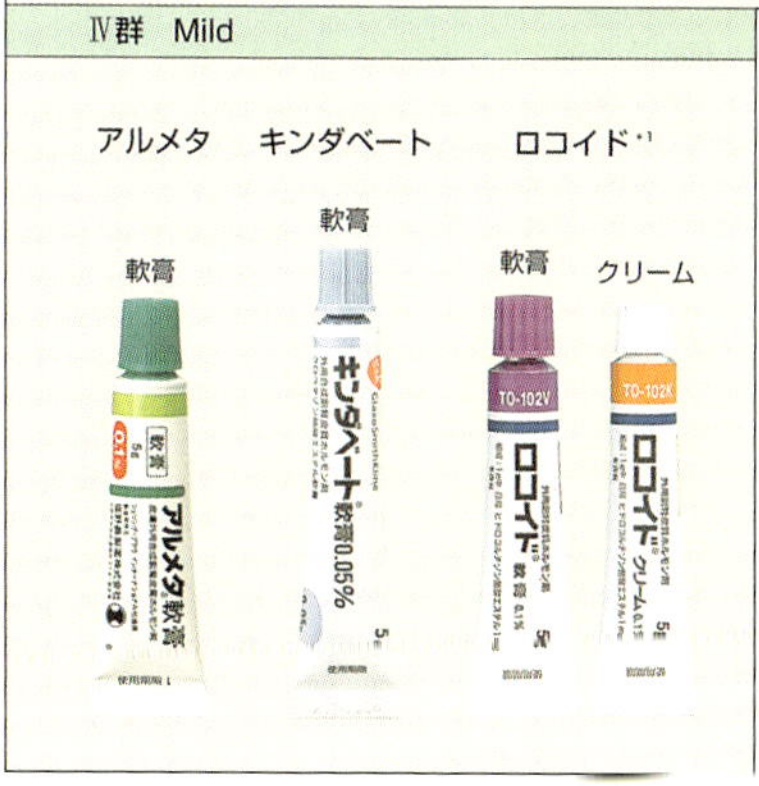

この一覧は、『主要外皮用剤一覧』〔山本一哉＝監修、グラクソ・スミスクライン（株）＝企画・発行、ライフサイエンス出版（株）＝編集・制作、2009年10月改訂版〕を60%に縮小して引用したものです。

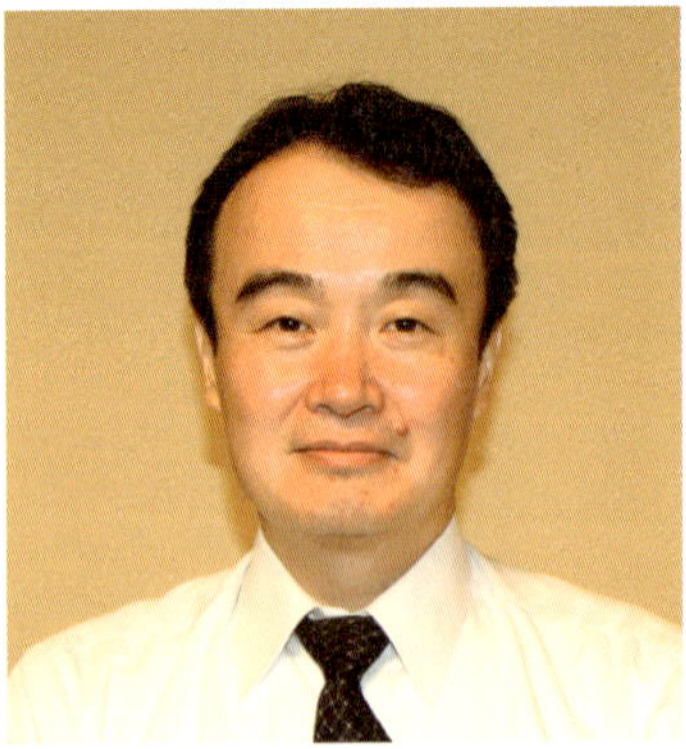

赤澤 晃（あかさわ・あきら）

小児科医。医学博士。
東京都立小児総合医療センター アレルギー科医長。

常に診療の最前線に立ち、重いアレルギーなどで全国から集まる子どもたちと日々、向きあう。白衣を脱いで、自ら子どもたちを診察室に迎え入れ、時間をかけて笑顔で子どもたちの声に耳を傾ける丁寧な診療は、信頼も厚い。臨床の現場から研究をリード、病院を出て地域に入り、「健康教育」に力を入れる。

東京慈恵会医科大学卒。国立小児病院（現・国立成育医療研究センター）勤務、平成5～7年米国食品医薬品局（FDA）派遣研究者、国立小児病院小児医療センターアレルギー研究室長、同アレルギー科医長、国立成育医療センター教育・研修部長、総合診療部小児期診療科医長を経て、現職に至る。

日本アレルギー学会認定指導医、日本小児科学会認定専門医、厚生労働省「気管支喘息全国全年齢層疫学調査研究班」主任研究者。「ラテックスアレルギー研究会」代表。

著書に『アトピーブック　ステロイドちゃんと知れば怖くない』（フジメディカル出版）など。

正しく知ろう
子どものアトピー性皮膚炎

2010年9月10日　初版第1刷発行

著者　赤澤 晃

イラストレーション　藤原ヒロコ
装丁　河合千明

協力　園部まり子／長岡 徹（NPO法人アレルギーを考える母の会）

編集　赤井茂樹／吉越久美子（朝日出版社第二編集部）

発行者　原　雅久
発行所　株式会社朝日出版社
〒101-0065 東京都千代田区西神田 3-3-5
TEL. 03-3263-3321 / FAX. 03-5226-9599
http://www.asahipress.com
印刷・製本　凸版印刷株式会社

ISBN978-4-255-00545-4